南京中医药大学
国际经方学院特色教材

杨大华 ◎ 编著

经方概论

JINGFANG

GAILUN

U0194308

全国百佳图书出版单位
中国中医药出版社
·北京·

图书在版编目（CIP）数据

经方概论 / 杨大华编著 .—北京：中国中医药出
版社，2022.9
南京中医药大学国际经方学院特色教材
ISBN 978-7-5132-7733-4

Ⅰ.①经… Ⅱ.①杨… Ⅲ.①经方－技术培训－教材
Ⅳ.① R289.2

中国版本图书馆 CIP 数据核字（2022）第 148812 号

中国中医药出版社出版
北京经济技术开发区科创十三街 31 号院二区 8 号楼
邮政编码　100176
传真　010-64405721
保定市中画美凯印刷有限公司印刷
各地新华书店经销

开本 710×1000　1/16　印张 13　字数 158 千字
2022 年 9 月第 1 版　2022 年 9 月第 1 次印刷
书号　ISBN 978－7－5132－7733－4

定价　55.00 元
网址　www.cptcm.com

服 务 热 线　010-64405510
购 书 热 线　010-89535836
维 权 打 假　010-64405753

微信服务号　zgzyycbs
微商城网址　https://kdt.im/LIdUGr
官 方 微 博　http://e.weibo.com/cptcm
天猫旗舰店网址　https://zgzyycbs.tmall.com

如有印装质量问题请与本社出版部联系（010-64405510）

总前言

　　经方这一名称，始见于中国最早的史志目录《汉书·艺文志》，主要是指古代经验方。东汉医学家张仲景撰写的《伤寒杂病论》里所记载的方剂是公认的经方。随着后世对《伤寒杂病论》研究的深入，经方应用的临床规范不断完善，经方中蕴含的古代医家认识人体控制疾病的思想方法更加清晰，使得经方在中医学科建设、人才培养、临床进步、学术传承等方面显示出不可替代的作用和优势。经方已经不是方，而是经方医学的代名词。

　　进入 21 世纪以来，经方在中医学术传承与进步中的作用越来越引起国内外中医界学者的重视，各地中医界自发的经方培训与推广十分普遍，经方的学术活动十分频繁，一股经方热悄然升温。为了顺应并利用这场由下而上涌起的学术变革浪潮，南京中医药大学于 2016 年 10 月成立了国际经方学院，开展经方的推广和研究，并作为中医教学改革的"特区"，围绕经方开展经方教学的探索与实践。经方的实用性极强，是临床医生的必备技术。多年来的实践表明，教学的内容必须面向临床，教学方法必须适应临床医生的需要，而且要强调规范和精准。经过 4 年多的努力，特别是面对海外和基层的教学实践，南京中医药大学国际经方学院初步形成了自己的培训体系，《经方概论》《经方方证》《经方药证》《各科经方》《各家经方》《经方医案》《经方护理》《基层医生经方读本》等就是主要的培训教材。

　　经方并不是新生事物，而是流传了数千年的老方，其中有历史，有传承，有思想，有方法。经方也不仅仅是方，更是经方医学的代名词。《经方概论》就是将经方医学的全貌予以展开，让学员从传统文化背景下了解经方在中国医学史上的地位和特色，了解经方医学的基本思想、基本概念和基本诊疗技术。

方证药证是安全有效使用本方本药的临床证据，方证相应、药证相应是经方医学的基本思想和临床指导原则，也是经方教学的核心内容。《经方药证》从《伤寒论》《金匮要略》的方证原文入手，结合后世应用文献，提炼张仲景常用药物的应用规律，特别是具有临床指导意义的药证。《经方方证》则根据《伤寒论》《金匮要略》原文的诠释，并结合后世医家的用方经验，总结归纳常用经方的方证，特别提示每方使用人群以及适用疾病，有利于临床用方的安全有效，有利于精准用方。此外，不过多地纠缠于病机概念和配方机理的推测，重在讲解临床应用的抓手，是为两本教材的特色。

经方是古老的，但能治今天的疾病。经方只有和现代临床结合，才能显现经方的独特魅力和不朽的临床价值。《各科经方》是结合现代临床的常见病、多发病而推荐适用的一些经方。在对病的同时，考虑病程不同和个体差异，使得临床上常常出现同一种疾病用不同的经方，而同一首经方又会出现在不同的疾病中。这正是经方医学"同病异治"与"异病同治"的特色所在。

经方是规范的，但使用经方的医家往往有各自的独特经验和思维的个性。历史上许多著名的经方家，他们大多以《伤寒论》《金匮要略》为宗，擅长使用经方大剂，但各自有经验心法，各自有独到视角，可以说一家有一家的仲景、各家有各家的经方。了解这些临床大家的医学思想与临床经验，是学员开阔临床视野、增加知识储备的重要教学环节。《各家经方》

将展示一个荟萃古今、魅力独具、风格各异的经方医家大观园。

医案的撰写与阅读是《伤寒论》《金匮要略》学习的补充与继续，虽然所读的内容不一，但学习的宗旨和方式是一致的，无非是通过医案的揣摩或条文的研究，来训练辨证论治的技能，培养知常达变的本领，荟萃各家的经验特长。所以，欲为中医，《伤寒论》不可不读，医案亦不可不读。《经方医案》中所选的经方医案，或为大症、奇症，或方证识别视角独特，或处方用药别致，或按语议论精辟者，可供学员讨论或课外阅读之用。

经方是临床的医学，其中护理的内容很多。例如方药煎煮及服用法、药后的护理调摄、服药同时的外治法，这些都是安全有效使用经方的重要环节。经方也是具有中华厨房香气的医学，其中有不少药食两用的配方，稍加减并经恰当烹调，部分经方可化为可口的食物，或为粥，或为羹，或为茶，或为糕点，或为饮料……《经方护理》着力开辟一个具有医护温情和人间烟火味的经方临床区域。

经方的内容非常丰富，初学者入门不必要讲太多的经方，也不必讲太深的内容，由浅入深，先简后难，是对广大基层医生以及西医学习中医人员进行经方教学的基本原则。《基层医生经方读本》以实用、简易、便读、便查为编写特点，可以供无法系统学习经方的临床医生日常查阅之用。

需要说明，这套教材主要是为培训中医临床医生所用，在编写内容上力图突出经方的临床实用性，以及教学上的快捷性，贯穿方证相应的基本原则，因此，与现代高等中医药院校的教学体系是相辅相成的。本教材可以作为经方国际培训教材、经方特色班教材、高等中医药院校本科选修课教材、中医继续教育培训教材、西医学习中医培训教材使用，也可供临床进修生、中医药院校大学生以及经方爱好者阅读。

经方的历史虽然久远，但要融入现代高等中医教育体系中，还是有难度的。岳美中先生说："仲景的书，最大的优点是列条文而不谈病理，出方剂而不言药理，让人自己去体会，其精义也往往在于无字之中。"（岳美中经方研究文集 . 北京：中国中医药出版社，2012）这种医学特征是非常明显的，也是经方医学的魅力所在。经方教育更重视经典方证的诠释和方证的形象描述，重视吸取历代各家经验的借鉴和自我临床经验的总结，重视古今中外经方临床案例的收集与利用，重视调动学员的形象思维和直觉思维，这些都是本套教材所努力践行的基本思想。不过，由于经方教育体系的建立和现代化是一项庞大的系统工程，我们的学识和经验的储备都是明显不足的，但这一步也是必定要迈出去的。作为阶段性的教学探索成果，本套教材存在的问题是肯定不少的，恳请国内外高等中医药院校广大师生以及中医界同道提出宝贵意见。

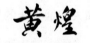

2021 年 6 月 26 日

编写说明

《经方概论》是南京中医药大学国际经方学院的教材之一。在编写过程中，我们严格遵循国际经方学院的教学宗旨，秉承"守正创新"的方针，力求编出特色。在编写形式上，不同于传统的《伤寒论》《金匮要略》的编写思路，侧重于现代经方的定位，给经方教育赋予更加浓郁的现代气息。在编写视角上，把经方放在国际与传统文化两个大背景下看待，并突出现代经方医生的培训定位。在编写思路上，采取纵横交错的方式。有经方简史、经方现状及经方未来展望的时间纵轴，又有传统经方知识与现代经方理念，经方与时方、西医学的横向比较。既有知识、技能层面的介绍，又涉及学员素质与能力的培养，兼顾了授业与育人两个环节。另外，还对国际经方学院黄煌院长的学术思想做了相关介绍，这也是本教材的一大特色。

为了帮助学员更好地理解经方理论，我们遴选了黄煌院长及经方学院一些客座教授对经方的相关论述，以"名家谈经方"的附篇形式收入本书。这部分内容来自老师们的约稿，限于篇幅只能节选。需要说明的是，文章的作者均为当代知名经方家，他们在各自的学术领域都有着独特的见解与成就，在不同的地域有着广泛的影响。他们的观点从不同角度和层面阐述了对经方的认识，具有一定的学术代表性。无疑，"附篇"对加深经方的认识，减少学习过程中的弯路是大有裨益的！

教材引用的《伤寒论》条文用阿拉伯字母注明条文序号，《金匮要略》条文以汉字标明序号，"·"之前为篇的序号，之后为条文序号。所有序号均以括号形式附在条文之后。

在编写过程中，黄煌院长给予了精心指导，提供了大量的编写素材，在此，表示衷心感谢！

本教材介绍经方医学的大概体系，阐述了经方相关问题，基本达到全面了解经方的教学目的。同时，对学员进一步学习其他课程也做了基础性铺垫。限于编者的认知水平及编写能力，本教材一定存在诸多不足，恳请学员们给予批评，盼望同仁们提出宝贵意见，以帮助我们不断完善。

让我们一起为经方教育加油！

杨大华

2022 年 6 月 30 日

目录

第一章

经方简史

"经方"一词出《汉书·艺文志》，意指经验方。迄于明清，随着伤寒之学大兴，尊张仲景为医圣，视其著作为"医方之经"，导致《伤寒杂病论》的方剂被称为"经方"，意谓"经论方""经典方"。清末民初的一些医家倡用原方、原量、原服法，而被称之为"经方派"（廖育群，傅芳，郑金生.中国科学技术史·医学卷.北京：科学出版社，1998，170 页）。著名经方家黄煌先生对经方的定义："经方是经典方的略称，主要是指收录在《伤寒论》《金匮要略》里的中药配方。经方是千古相传的经验方，更是中医的规范方。"可见，经方的本质就是经验方。

从《伤寒论》《金匮要略》看经方的起源

经方起源于何时？发源于何地？是何人所创？目前，没有确切答案。但是，我们可以从《伤寒论》《金匮要略》的某些条文进行探析。先看甘草泻心汤的条文。

"伤寒中风，医反下之，其人下利日数十行，谷不化，腹中雷鸣……甘草泻心汤主之。"（158）

"谷"，古字为"穀"，当为谷粒类作物的总称，包括稻、粱、菽、麦、黍等种类，古人有"五谷""六谷""百谷"之谓。谷类消化过程较面食缓慢，"腹中雷鸣"是肠蠕动加快的表现。此时，谷类食物来不及充分消化，排出时依然可以见到它们的某种形状，因此说"谷不化"。"谷"，证明了经方出现在"粒食时代"。那时，面食尚未出现。

"汉时，面食开始在北方普及，这得益于两个前提：一是随着水利灌溉事业的发展，小麦的种植在北方地区逐渐替代了原有的粟、黍，开始成为最主要的农作物。小麦的优势正是面食而不是粒食……二是由于石磨的普及。发明于战国时期的石磨，到秦汉时有了重大的改进，尤其是西汉中叶以后，得到了迅速的普及……"（俞为洁．中国食料史．上海：上海古籍出版社，2012，143 页）

可知，"粒食时代"应该在汉代之前。

再看大黄甘遂汤。

"妇人少腹满如敦状，小便微难而不渴。生后者，此为水与血并结在血室也，大黄甘遂汤主之。"（二十二·十三）

"敦"是一种青铜食器。由鼎、簋的形制结合演变而来。其形状酷似西瓜，又称西瓜敦或西瓜鼎。"敦"由盖与器身两部分组成，二者都呈半圆球形，佩有两环耳，三短足。其底部可以加热，其盖揭开后可以翻过来盛食物。"妇人少腹满如敦状"是形容妇人下腹部膨隆胀满的状态。

"敦"产生于春秋中期，流行于春秋晚期至战国后期。周代礼仪规定，敦专门盛黍、稻、粱、稷等粮食。青铜鼎被视为"铜烹时代"的标志，大约出现在公元前 1500 年。青铜鼎的出现取代了此前陶类的烹器，而敦则比青铜鼎更晚。从这一点来看，大黄甘遂汤不可能出现在陶器时代。"敦"在秦代已基本消失，因此，大黄甘遂汤也不可能出现在秦代。

以"敦"比喻妇人腹部膨满的形状，说明"敦"在那个时代是极为常见的器物。换言之，本条经文出现的那个时代，恰是"敦"盛行的时代，也就是春秋晚期及整个战国时期。由此可知，大黄甘遂汤的出现最迟也不能晚于战国时期。

据此，我们大致可以推测经方起源于春秋战国时期。彼时，社会分工趋于明显，出现了专门从事医疗实践与研究的医学世家，频繁的战争、瘟疫的流行也为医学的发展提出了高要求，同时也提供了丰富的实践机会。

因此，从时代背景来看，经方也应该产生于这一时期，尤其是战国时期。在发展过程中不断得以完善。

经方史上的杰出医家

读史就是读人，经方史是由经方家创造的。在中医学的历史上，经方派占据了重要的学术地位，在理论上研究者众多，在临床上更是高手云集。在此，对其中成就较为突出者，以及有鲜明特色者做一简介。

1. 张仲景

张仲景是目前已知的第一个经方传人。《伤寒杂病论》是经方理论体系形成的标志。晋代皇甫谧在《针灸甲乙经·序》中说："伊尹以亚圣之才，撰用《神农本草》以为《汤液》……仲景论广伊尹《汤液》为数十卷，用之多验。"皇甫谧生卒为公元215—282年，曹丕于公元220年以魏篡汉，可知皇甫谧关于张仲景的所言可信度较大。那么，张仲景的"数十卷"又是什么书？皇甫谧没说，推测应该包括《伤寒杂病论》。张仲景的写作素材应该是《汤液》之类的古代方书，而不是《伤寒论》序言里所说的撰用《素问》《九卷》《八十一难》《阴阳大论》等书籍。由此可知，张仲景是经方的重要继承人。

2. 王叔和

王叔和对《伤寒论》的整理有着巨大贡献。凭着魏太医令的地位优势，以及距离仲景年代不远的时代优势，王叔和完成了张仲景著作的整理工作。范行准在《中国医学史略》中说："他对我国经方学有巨大贡献的是：编次《张仲景方》三十六卷，并把仲景之学传至江东……"因此，王叔和是张仲景之后火尽薪传的功臣。

3. 许叔微

许叔微是经方临床的积极实践者。其经方实践的代表作为《伤寒九十论》，为他晚年所编著。该书记录了 90 个伤寒案例，以及许氏个人的深刻体会。该书也被视为现存最早的医案专著。许氏"复活"了经方的临床生命，用事实否定了"古方不能治今病"的观念。虽然许氏也用经方之外的处方，但其大胆实践的精神与经方确切的疗效足以给后人以巨大鼓舞。

4. 方有执

方有执是经方典籍的质疑者。方氏首次提出《伤寒论》错简之说，影响了喻昌等许多《伤寒论》研究者，形成了《伤寒论》的错简重订学派。其代表作为《伤寒论条辨》，他不惧权威，敢于质疑王叔和、成无己，这种怀疑的精神的确少有。因循守旧的结局便是死于句下，治学也是为古人圆话。以审慎的眼光看待经典，这是方氏给予后人的启示。方氏可谓开创了《伤寒论》文本研究的新领域。

5. 柯韵伯

柯韵伯是方证的倡导者。柯氏根据《伤寒论》"桂枝证""柴胡证"之说，采用以方名证的研究方法，揭示了方证是《伤寒论》的灵魂所在。同时，柯氏强调《伤寒论》为百病立法，如其论桂枝汤证时，提出："辨症为主，合此病即用此汤，不必问其为伤寒中风杂病也。"（《伤寒来苏集》）指出伤寒、杂病治无二理，示人经方可以广泛用于临床各科。

章太炎对柯韵伯的评价非常高，认为代表了仲景学说研究的主流。说"自成无己以后，解《伤寒论》者多家，不佞所愿，则学柯氏"（《答张破浪论医书》），说柯韵伯《伤寒论翼》对《伤寒论》的阐述是"截断众流"（《论太阳病非局指太阳》）。

6. 徐灵胎

徐灵胎是类方研究的开拓者。徐氏抛开六经分类而专注于方剂研究，编著了《伤寒类方》。该书将《伤寒论》中113方分为桂枝汤、麻黄汤、葛根汤、柴胡汤、栀子汤、承气汤、泻心汤、白虎汤、五苓散、四逆汤、理中汤及杂方共十二类，每类先论主方条文，次以同类方条文附述于后，再次附注文并方药加减。经过徐氏整理之后，我们很容易清晰地看到《伤寒论》的"骨架"。

7. 莫枚士

莫枚士是经方用药规律的探秘者。莫氏从具体方剂的剖析入手，对经方的用药规律做了深度探索，编撰成《经方例释》。该书的桂苓五味甘草汤方条云："仲景之例，凡治咳皆五味干姜并用。"在桂枝芍药知母汤方条下谈到防风白术并用治眩。在枳实薤白桂枝汤方条下云："枳主痞，朴主满，桂主逆。"在枳术汤方条下云："枳实治一切痞坚，故加芍药，则治疗血痞；加白术，即治水痞。"在栀子干姜汤方条下云："加干姜者，以下后，故全书例列汗吐后，用人参，下后用干姜。"在栀子豉汤方条下云："是栀子治烦，豉治心胸结窒，分别截然。"在吴茱萸汤方条下云："是茱萸、生姜专主久寒也。"关于人参用法，在旋覆代赭汤方条下云："《论》于凡邪从表入里之症，多用人参以托之，乃其定例，并不分寒热。"在四逆汤方条下云："凡用附子，炮则缓肌温经，生则散寒发表，亦仲景之定例。"在麻黄杏子甘草石膏汤方条下云："以此方视越婢，主治大同，但此喘则加杏仁，彼不喘自无杏仁。经方用药之例，其严如此。"所谓的"经方用药之例"，就是经方用药的规律，是经方组成和配伍的根本所在。

8. 陆渊雷

陆渊雷是经方与西医学的结合者。陆氏知识面极广，涉猎诸多领域，通晓西医学。陆氏著有《伤寒论今释》《金匮要略今释》。所谓"今释"，即从今人视角看待经方所治之病、所用之药。书中每从西医学解释条文，给人以别开生面之感。事实上，陆氏是中西医理论结合的先行者。书中以今释古的许多观点，对今天的经方研究仍有启发价值。

9. 胡希恕

胡希恕是现代独特的经方研究者与临床家。胡希恕先生是纯正的经方家，一生研究《伤寒论》《金匮要略》，有着自己独特的见解，对六经及方证造诣尤深。他提出："方证是六经八纲辨证的继续，亦即辨证的尖端，中医治病有无疗效，其主要关键就在于方证是否辨的正确。"（《百年百名中医临床家·胡希恕》）胡希恕先生临床经验丰富，辨证精准，疗效显著，也证实了他研究经方思路的正确性。

上述这些医家，均为中医学界响当当的支柱人物。由此不难看出，经方派在中医学中的地位。

经方对后世中医学的影响

经方的理论体系非常完备，理法方药浑然一体，是完全独立于《黄帝内经》体系之外的学派。人们以经方派与时方派划分中医临床两大流派，可知经方派独占半壁江山。在诸多方面，经方对后世中医学都产生深远的影响。

经方是处方医学，《伤寒论》载方113首，《金匮要略》载方262首，除去重复部分，两书所收方剂269首。这些处方被后世广泛使用，诸如小柴胡汤、小青龙汤、小建中汤、肾气丸、温经汤、桂枝茯苓丸、当归四逆散、半夏厚朴汤等耳熟能详的方剂依然是今天的常用方。

　　后世的一些处方也借鉴了经方的制方思路：如附子理中丸，即是经方的理中丸基础上再加附子；六味地黄丸，则是由八味丸化裁而成；增液承气汤，即是由调胃承气汤去甘草，加生地、麦冬、玄参而成。因此，经方也被后人称为"众方之祖"。

　　处方是药物使用的基本单元，经方归根到底又是用药的医学。"经方者，本草石之寒温，量疾病之浅深，假药味之滋，因气感之宜，辨五苦六辛，致水火之齐，以通闭解结，反之于平……"（《汉书·艺文志》）可见，经方又与本草的关系最为密切。因此，经方的用药经验对后世的本草研究也有一定影响。清代邹润安的《本经疏证》即是参考《伤寒论》《金匮要略》的药物配伍来注解《神农本草经》。

　　以"三阴三阳"为框架的"六经"理论独树一帜，为经方的重要标志。把病位与疾病的进程有机地结合在一起，具有"时""空"并行的特色。"六经"不仅是外感病的辨证方法，也适应于杂病。俞根初谓"以六经钤百病，为确定之总诀"（《通俗伤寒论》），明确提出"六经"在临床上的普遍指导价值。千年以来，"六经"散发着浓郁的学术魅力，吸引众多医家去研究与应用，如舒驰远的"六经定法"、祝味菊的"伤寒五段论"。

　　《伤寒论》以伤寒为研究对象，阐述疾病发展与治疗的一般规律，也是最早以伤寒为主题的著作。其治则、治法成为后世治疗外感病的圭臬，也是后世"伤寒学"的基石。《伤寒论》影响了朱肱、陶华等通俗伤寒派医家。关于《伤寒论》的研究著作有千余种，研究者有 700 余家，形成了蔚为壮观的伤寒学派。

　　《伤寒论》的思想也对后世温病的治疗产生了一定的影响，一些医家积极使用伤寒方治疗温病。如陆九芝认为，"凡温热之治，即当求诸《伤寒》之论"；恽铁樵认为，"伤寒以《伤寒论》为准，温病亦当以《伤寒论》为准。凡《伤寒论》中祖方，用辛凉不参以温药者，皆是治温病之方"；章巨膺认为，"阳明证在《伤寒论》中，方亦不在《伤寒论》外，芩、连、膏、黄，仲景用以治阳明证，即用以治温热病"（参考黄煌著《中医临床传统流派》）。

《伤寒论》与《金匮要略》还深刻地影响了日本汉方，古方派泰斗——吉益东洞即是以此立宗成派。汤本求真则是东洞之后古方派的倡导者，所著《皇汉医学》即是研究《伤寒论》《金匮要略》的专著，学术影响甚广。大塚敬节更是一生"始于《伤寒论》，终于《伤寒论》"。1975年，由日本厚生省监修完成的《现代日本汉方处方手册》共收210个处方，其中《伤寒论》方44个，《金匮要略》方37个，经方占比在38%。经方在汉方中的地位可见一斑。

后世名医对《伤寒论》的评价

经方的价值是有目共睹的，受到后世医家的广泛推崇。不论是经方派，还是时方派，都给予极高评价。本节摘录一些后世名医对《伤寒论》的评语，以作经方科学价值与临床指导意义的旁证。

孙思邈：伤寒热病，自古有之，名医睿哲，多所防御；至于仲景，特有神功，寻思旨趣，莫测其致，所以医人未能钻仰。

刘完素：《伤寒卒病方论》一十六卷，使后之学者有可依据，然虽所论未备，诸病仍为道要，若能以意推之，则思过半矣。（《素问玄机原病式·序》

张元素：仲景为万世法，号群方之祖，治杂病若神。后之学者宗《内经》法，学仲景心，可以为师矣。(《内外伤辨惑论》所引)

朱震亨：仲景诸方实万世之规矩准绳也，后之欲为方圆平直者，必于是取则焉。(《局方发挥》)

王好古：余读医书几十载矣，所仰慕者，仲景一书为尤焉。然读之未易洞达其趣，欲得一师指之，遍国中无有能知者。寤而思寐而思……一语一言美无可状，始而终之终而始之，即无端之园壁也……(《此事难知·序》)

王履：仲景之法，天下后世之权衡也，故欲借焉以为他病用，凡杂病之治，莫不可借也。(《医经溯洄集》)

吴仪洛：仲景书，一语可当千百言，每令人阐发不尽，读者须沉潜反复，必于言外透出神髓，斯为能读仲景书耳。(《伤寒分经》)

徐灵胎：此一切外感之总诀，非独治伤寒也。明于此，则六淫之病无不通贯矣。(《慎疾刍言》)

方有执：名虽曰论，实则经也。虽然若曰伤寒经，殊乖矣。必曰医经，称情哉！(《伤寒论条辨》)

喻嘉言：举三百九十七法分隶于大纲之下，然后仲景之书始为全书。无论法之中更有法，即方之中亦更有法。(《尚论篇》)

高学山：伤寒之一百十三方，药性之升降，分量之多寡，煎剂之先后异同，服法之冷、热、零、顿，俱有精义。余尝揣摩二十年，颇得其旨，盖垂死而全活者千百辈矣。(《伤寒尚论辨似》)

陈修园：其用药本于《神农本草经》，非此方不能治此病，非此药不能成此方，所投必效，如桴鼓之相应。(《医学三字经》)

柯韵伯：原夫仲景之六经为百病立法，不专为伤寒一科。伤寒杂病，治无二理，咸归六经之节制。六经各有伤寒，非伤寒中独有六经也。(《伤

寒来苏集》)

余听鸿：仲景之方人皆畏难不用，然病至危险，非仲景方不能挽回耳。(《诊余集》)

章虚谷：仲景所重在六经，六经方统万病，而病因不止于六气也。其六气虽异，而六经之部位则同，既明六经证治，辨其阴阳虚实表里寒热，病变虽多，皆可以一以贯至之。(《伤寒论本旨》)

陆九芝：学医从《伤寒论》入手，始而难，既而易；从后世分类书入手，初若易，继则大难矣。(《世补斋医书文集》)

曹颖甫：仲师之法，今古咸宜。(《经方实验录》)

陆渊雷：大论用药之法，从之则愈，违之则危，事实也；其必有科学之理存焉。(《伤寒论今释》)

谢利恒：仲景《伤寒论》为医门之经典，首创辨证论治，治证有定法，疗病有主方，垂之百世，而不能越其轨，诚圣书也！惟疾病之变，与人类以俱繁，古代方治间有难合今病者，然大纲具在，神而明之，存乎其人，苟熟读此篇，自当取之不尽，用之不竭，而足以应变化于无穷也。(《伤寒论新义·序》)

冉雪峰：全书只在病证出入上研究，不在气化演绎上斡旋，骤观外貌，恍似脱胎气化，细查内容，确是归结事实，此为仲景为学超迈优越处。此书为中医最古的典籍，亦即为震古烁今最有经验的典籍。(《冉注伤寒论》)

叶心铭：我是一个西医学习中医者。……由于在临床治疗应用西药"黔驴技穷"时，采用《伤寒论》方剂，往往获效，有"山穷水尽疑无路，柳暗花明又一村"之感，因此对于《伤寒论》方剂信之也深……(《伤寒论阶梯》译者赘言)

经方几度兴衰及原因分析

《伤寒杂病论》成书后，经方并没有得到广泛传播。其中的原因是社会动荡，包括东汉末年的军阀混战、瘟疫大流行、气候异常等，导致当时人口急剧减少，生活缺乏安定，《伤寒杂病论》没有得到有效保护与传承而散失。可见，学术的传承与发展离不开稳定的社会条件。

晋代魏后，政局稳定，经方开始复兴。王叔和对已经散失了的张仲景著作进行收集、整理与重新编次，形成《伤寒论》。但伤寒之外的杂病部分却没有留下来。相对于东汉末年而言，王叔和就是经方复兴的功臣。对此，徐灵胎给予王叔和极高评价，他说："苟无叔和，焉有此书？"这个评价很中肯。

王叔和之后，经方的命运如何呢？范行准说："他所辑的《张仲景方》，后因西晋八王之乱及永嘉之乱等兵燹关系，迭有散亡。到了隋前，才又有人辑为《辨伤寒论》十卷，盖即今流传的本子。而在孙思邈前又为江南诸医师秘为己有，故其书常在若存若亡之间。"（范行准.中国医学史略.北京：中医古籍出版社，1986，50页）

由此可知，经方在此期间并无发展。其既有社会动荡因素，也与经方小众化流传有关。为此，积极普及经方，传播经方，培养更多经方医生，才能避免这种情况的发生。

唐代，经方的发展有了明显起色。孙思邈晚年见到了《伤寒论》，并收录到《千金翼方》中。王焘的《外台秘要》也引用了诸多《伤寒论》内容。钱超尘先生在他校注的《唐本伤寒论》前言中谈到，唐代医学考试题目有"张仲景《伤寒论》二道"，认为《伤寒论》于唐中期医家必读之书，流传较为普遍。由此可知，经方在唐代医家开始崭露头角，但依然以收集、传播为主，并未出现代表性的研究者，也没见到对其沈柔研究的专著。

宋金时期，经方得到空前的兴起。一方面，历经五代十国的剧烈社会震荡，经方典籍失散。宋代对经方经典著作的整理起到至关重要的作用，延续了经方的学术之脉。另一方面，涌现了一批研究者，并取得了可喜的学术成果，如韩祗和与《伤寒微旨》、庞安常与《伤寒总病论》、朱肱与《南阳活人书》、郭雍与《伤寒补亡论》、许叔微与《伤寒九十论》、成无己与《注解伤寒论》等。尤其是成无己开了以《黄帝内经》注解《伤寒论》的先河，这种"以经解论"的方法对后世经方研究的思路有着深远的影响。上述研究者对于《伤寒论》的推广起到非常重要的作用。

经方此期复兴得益于宋代文化的复兴，以及对文献整理的重视，印刷术的发展更为经方的传播注入强大动力。当然，宋代医学研究的整个氛围也是不容忽视的因素，诸如苏轼、沈括这些士大夫阶层也都纷纷涉猎医学领域，医学的研究与著述得到了空前的重视。

除了这些，《金匮玉函要略方论》的发现掀起了经方发展的高潮，弥补了经方杂病部分的传承缺陷。林亿等人在《金匮要略方论》序中云："张仲景为《伤寒杂病论》合十六卷，今世但传《伤寒论》十卷，杂病未见其书，或于诸家方书载其一二矣……"可知，此前所传只是《伤寒论》部分，杂病部分或许依然被"江南诸师"所秘藏。《金匮玉函要略方论》这一重大发现无疑具有划时代意义，经方医学从单纯的《伤寒论》流传到外感与杂病的"双剑合璧"。

元灭金宋后，汉文化衰微，《伤寒论》也一样再次进入沉寂时期。直到明代，随着政权向汉民族的回归，《伤寒论》的学术也得到复苏。明代经方的发展，主要体现在三个方面。一是赵开美复刻《仲景全书》4种26

卷，挽救了宋本的传播危机，对经方医学的流传做出了不可磨灭的贡献。二是由《伤寒论》拓展到伤寒病的研究。虽然《伤寒论》是以外感伤寒病为研究对象，但其内涵却是疾病普遍的诊疗规律，是借伤寒病来论述诊疗原理的。估计明代的研究者们并没有看出这个门道，他们还是在伤寒病上浓墨重彩，其中以陶华和他的《伤寒六书》为代表。三是明代后期逐渐向《伤寒论》原文研究的回归，其代表人物为方有执。方氏首提《伤寒论》错简之说。他的《伤寒论条辨》重新整理了《伤寒论》条文，对后世产生了巨大的影响，影响了喻昌、张璐、程应旄、周扬俊等后世伤寒家，形成了《伤寒论》"错简重订学派"。

清代，经方进入学派发展的蓬勃期。此期的学派争鸣大致表现为延续方有执的"错简重订派"与尊崇王叔和与成无己的"维护旧论派"，比较重要的人物有喻嘉言、陈修园。喻嘉言推崇方有执错简论，对《伤寒论》的条文重新编次，将太阳篇分为风伤卫桂枝证、寒伤营麻黄证和风寒两伤营卫的大青龙汤证三纲。喻氏著有《尚论张仲景伤寒论重编三百九十七法》，此书简称《尚论篇》。喻氏对《伤寒论》研究的思想对后来人影响很大，比较突出者为舒驰远。舒驰远受《尚论篇》影响而以《伤寒论》为宗，著有《伤寒集注》《六经定法》。陈修园则是维护王叔和的代表人物，著《伤寒论浅注》等书。同时，清代学者的治学方法也值得一提，如柯韵伯采用以方名证及按方类证的方法、钱璜则按因类证、尤在泾以法类证、沈金鳌以症状类证等。研究方法的多样性，无疑活跃了当时的学术气氛，对促进经方的发展起到推动作用。

在经方临床实践方面，清代也有可书之处。陈修园是出色的一位，自不必多言。晚清那一批经方临床家，更是清代经方史上的一抹亮色，有曹颖甫、郑钦安、余听鸿、汪莲石、萧琢如、黎庇留、易巨荪等人。其中，曹颖甫是重要人物，他力挺经方，主张研究仲景学说以"考验实用为主要"，《经方实验录》是其临床用方治验的记载，对后世影响颇大。

清代经方蓬勃发展的原因大致有以下两个方面：一是清代文字狱的兴起因素。清代文化高压，许多文人受害于文字狱，导致他们回避政治，将文学与医学作为研究的重要方向，醉心于经典的考证与发挥。"考证古典之学，半由'文网太密'所逼成。"（梁启超）文人治医成为一大特色，为经方的研究提供了人力资源。二是"乾嘉学派"经世致用思想对文人的影响。"不为良相，便为良医"一直是文人治医的价值取向，因而医学成为他们更好的选择。包括像陈修园这样的人在仕途，也把相当大的精力放在医学研究与实践上。大量读书人进入经方领域，使得清代经方的研究、普及与应用都有了整体上提升，不仅在质量上，而且在数量上都值得另眼相看。

"五四运动"是新旧文化的分水岭，其后的经方发展情况如何呢？不妨参考黄煌先生的观点。以下内容引自《中国中医药报》对他的访谈。

"五四运动"以后，中医存废之争激烈，为了证明中医学的科学价值，寻求自身的优势，中医界又一次看到了久经实践检验、朴实无华的典范之作——《伤寒论》。特别是近代日本汉方的代表作《皇汉医学》的中译本发行，日本经方研究成果极大地振奋了当时中医界的信心，日本近代汉方研究的思路也给中国的经方研究带来许多启发。经方再度引起中医界瞩目，一大批擅用经方的医家被人称之"经方派"，其代表人物有陈伯坛、范文虎、包识生、陈鼎三、恽铁樵、祝味菊、陆渊雷等。抗日战争以后，时局动荡变迁，但经方医学已经产生了深远的影响，经方家如雨后春笋。据我所知，20世纪中叶，北京有胡希恕、岳美中、赵锡武、宋孝志等，上海有徐小圃、夏仲方、吴涵秋、刘鹤一、姜春华等，江苏有叶橘泉、余无言、章次公、樊天徒、朱莘农、武简侯、翟冷仙等，福建有陈逊斋、陈慎吾，江西有姚荷生、杨志一，湖北有冉雪峰，湖南有赵守真，辽宁有陈会心、张岫云，河北有郭可明，天津有赵寄凡，山东有刘惠民，山西有刘绍武、门纯德，甘肃有权东园、裴慎，云南有吴佩衡、戴丽三，四川有刘民叔、陈鼎三、陈达夫、江尔逊、唐步祺、范中林，重庆有补晓岚，河南有周连三，均是名动一方的经方大家。20世纪中后叶，随着这批经方家的年高谢世，经方派传人渐少，经方医学从主流中医领域逐渐淡出。特别是20世纪末开始，李克绍、陈亦人、刘渡舟、陈瑞春等几位著名《伤寒论》研究专家相继去世，使得原本在中医高校中就已经不响亮的经方之声就更加微弱。我国的经方医学传承面临十分严峻的局面。[黄煌.经方传承的历史现状与前景.中国中医药报，2019-07-18（4）]

现代经方的崛起

　　21世纪后，在党的中医药政策的指引下，经方的发展更是与时俱进，在理论及实践方面均有着较大的改观，涌现出了黄煌、娄绍昆、王宁元等一批出色的经方家，他们积极吸纳西医学知识，借鉴域外的学术长处，注重体质因素，对传统经方理论进行务实的筛选，更加关注腹证等客观体征，脱离蹈空踏虚的思辨，将方证辨识作为临床要务，专注于从病人身上寻找用方依据。他们有着鲜明的学术特色，有着浓郁的时代气息。他们用通俗的语言传播经方，用确切的疗效推广经方，让经方深入基层，广泛普及，走出了一条与传统经方不同的道路。我们将经方这种发展趋势，称为"现代经方的崛起"。

　　现代经方的崛起是守正创新的实践：一方面，遵循着经方固有的方证思维，把握经方用药规律，继承传统经方里优秀的元素，并将其发扬光大；另一方面，现代经方积极融入时代，选择被大众接受的行业语言进行沟通及传播，打破传统经方使用的经验边界，探索古今疾病谱巨大差异情况下的经方新用法。既忠于《伤寒论》《金匮要略》的诊疗精神，又不为经典所束缚而抽离，大胆提出个人的新观点，这就是现代经方的魅力所在。无疑，现代经方的崛起为经方的教育打开了新思路，为经方的发展方向做出了勇敢的探索，也是面对经方人才培养这一时代需求的主动选择。本书在此后的内容安排上也将侧重于现代经方的理念与经验。

经方发展的国际化

在经方史上有着向外输出的灿烂一页。随着近年来经方事业的快速发展，经方再次走出国门，走向世界各地。2016 年 10 月，南京中医药大学成立了"国际经方学院"，黄煌先生出任院长。此后，相继在瑞士、美国、加拿大建立经方分院。其他中医药高校也有不同形式的海外办学。至此，经方已经走向更加广阔的舞台，为人类健康做出了更大贡献。同时，经方也是向世界展示中国传统文化的一张靓丽的名片。

其中，黄煌先生的成就最为突出。多年来，他赴美国、欧洲、东南亚等地传播经方，获得了非凡的影响，被称之为"国际经方热的点火者"。10 多年来，他的足迹遍及伦敦、奥克兰、法兰克福、墨尔本、悉尼、新加坡、马来西亚、新西兰等地，开展 140 多场近 7000 人次的经方培训，有力地提升了南京中医药大学在国内外的学术影响力，为经方的国际化做了大量工作。

　　经方国际化为经方事业的发展锦上添花，同时也提出了许多新问题，为经方的发展带来新挑战。诸如经方术语的阐释需要规范，内涵要一致，是否对流派造成一定的弱化？文化背景不同的情况下，临证思维模式如何形成共识？不同的医疗制度下，经方的安全性评价如何解决？是否需要接纳更为严格的疗效判定机制以及更为微观的治疗机理研究？同时，经方与传统中医在身份上又该保持何种关系，做到既能与大行业融洽，又不影响自身的发展？经方与日本汉方在国际竞争方面有何考量？无疑，这些问题考验着这代经方人的能力与魄力。

第二章

经方与古代文化

　　经方产生于远古时期，其发展历经漫长的历史跨度，因而与古代文化有着千丝万缕的联系。古代哲学、文学、天文学、社会制度等元素，或多或少地都能从《伤寒论》及《金匮要略》里窥出它们的影子。放在古代文化的大背景下，经方显得有血有肉，而非单纯的医疗技术。事实上，离开传统文化，也很难读懂《伤寒论》《金匮要略》。为了更好地学习经方，有必要了解经方里的古代文化，以及这些文化元素对经方的影响。

古代哲学对经方的影响

　　阴阳学说是古代哲学的重要内涵。该学说出现于西周之后，本为周人八卦用语。也有观点认为，阴阳来自古代天文学。后来，阴阳成了古代哲学重要范畴。阴阳对古代其他学科的影响非常大，诸如风水堪舆、卜筮、命相、建筑、兵法等均有阴阳的影子。可见，阴阳是当时常用的方法论，将其称之为传统文化的基石也不为过。

　　中医学同古代其他学科一样，也离不开阴阳的影响。《黄帝内经》包含着大量的阴阳内容，直接将阴阳用于疾病的诊断与施治。经方也不例外，只是阴阳的内容不及《黄帝内经》泛滥。早期的经方是没有阴阳内容的，只是朴素的观察与实践，可以说在相当长的时期，经方没有阴阳概念。远田裕政说："在单纯继承相传阶段，当然没有所谓的'高级'概念——'阴阳'的概念。以后不久，又出现了优秀的人才，对继承下来的条文（古训）又把他自己的'阴阳'和其他概念，对条文进行了编辑。"（费维光著《中医经方临床入门》）

　　阴阳内容在经方中的出现，需要具备以下几个条件：一是解释派的出现。最初的经方医生是现象派，注重"是什么"，不关心"为什么"。追根问底是人类的天性，对医学现象进行解释才需要这些高级概念。二是阴阳学说的成熟。当阴阳学说还处于雏形时，不大可能被引进经方的。随着阴阳学说在众多学科的广泛运用，被经方吸纳则是水到渠成的事。三是经方理论进入快速发展时期。随着经验的大量积累，给经方的传承带来了困难，零散的经验亟需上升为理论，在理论的整理过程中，整理者主动地选择了阴阳学说。

经方用阴阳对疾病性质进行分类，主要体现在"三阴三阳"体系。三阳病表现为亢进的、抵抗的、兴奋的状态，病人大多有发热、面红、多汗、精神亢奋等；三阴病则表现为衰弱的、抑制的、退缩的状态，病人多为怕冷、面色白、出汗少、精神萎靡。这是阴阳在经方中的主要价值。还有对于脉象进行分类，如"阳浮而阴弱""阳脉涩，阴脉弦""阴阳俱紧"等。

天文概念的引入

古代天文学家将星星划分为二十八个区，称之为"二十八宿"，分布于东西南北四个方位，每个方位为七宿。每个方位的七个星宿又构成不同的图形，类似于动物的样子，古人便以动物来命名，形成了"四象"，分别为东方青龙、西方白虎、南方朱雀、北方玄武，其中玄武又由龟蛇两种动物形状构成。因此，"四象"也称为"四兽"。

经方里有大青龙汤、小青龙汤、白虎汤、真武汤，显然其命名均来自"四象"。其中真武汤即是玄武汤，因为避讳而改名。天文学与医学的学科关系并不亲近，中间应该有某一行业起到桥梁作用，这个行业应该是道。道教继承了天文学的一些理念，同时，道教长于炼丹，也热衷于医药。《金匮要略》痉湿暍病篇有"湿家……舌上有苔者，以丹田有热，胸上有寒"。条文中的"丹田"当是道家内丹派术语，多指肚脐下三寸处的关元穴，泛指脐下小腹部分。有资料显示，"丹田"之说早见于东汉桓帝时的《老子铭》《仙人王子乔碑》《抱朴子地真》，这无疑是道家文化的客串。可见，道教是联系天文学与经方最合适的纽带。那么，制方者为什么要引入"四象"概念？也许暗示这些方剂作用峻猛，提醒后人使用时要谨慎一些吧。

古代的计时方法

经方里涉及一些时间概念，诸如"太阳病，欲解时，从巳至未上。"（9）此处的"巳""未"均为地支名词，为古代计时概念。巳的时段相对于现代的上午 9 时至 11 时，未则是下午 1 时至 3 时。"伤寒十三日不解，胸胁满而呕，日晡所发潮热……"（104）此处的"日晡"是另一种计时法。汉以前将一昼夜分为十六时段，分别为夜半、鸡鸣、辰时、平旦、日出、蚤时、食时、东中、日中、西中、晡时、下晡、日入、黄昏、夜食、人定。"日晡"即"晡时"与"下晡"两个时段，相当于 14：00 ～ 17：00。

避讳的痕迹

避讳是帝制时代对称谓的强行约束。通常，对于君主和尊长的名字不可以直接说出或写出，而需要以另外字词替代。《公羊传·闵公元年》说：

"春秋为尊者讳，为亲者讳，为贤者讳。"避讳之风起于春秋，唐宋及清代极为盛行。当时，避讳属于非常普遍而合理的社会现象，也是社会各阶层共同遵守的规则，从事文献或文字的行业更是高度重视。这种现象在经方的典籍里也能窥出一二。

钱超尘先生在其校注的《唐本伤寒论》前言中认为，"心下痞硬"原为"心下痞坚"，是避杨坚的讳。杨坚即隋文帝，是隋代的开国皇帝。隋文帝开皇三年，曾经出台恢复文化的激励政策，向民间征书并组织人员抄写。为了避隋文帝讳，抄写者将"痞坚"改为"痞硬"。而那些依然使用"痞坚"的版本则是民间没有被征的传本。

真武汤原是玄武汤，有人认为是林亿为避宋代之讳而改名。宋真宗追封秦代赵玄朗为"圣祖"，其"玄""朗"都要避讳。宋代将"玄"改作"元"，北宋名将杨延朗也避讳改为杨延昭。明洪武钞本《金匮要略方》中"杏仁"作"杏人"，"桃仁"作"桃人"，"薏苡仁"作"薏苡人"，也是林亿避宋仁宗之讳。

除了避帝王讳，抄写者可能还要避其家讳，其祖上的名字也是要严格规避的。总之，避讳对经方的文献带来一定的负面影响，扭曲了真相，给后人的解读带来困惑。

古人生活习惯在经方中的反映

《伤寒论》厥阴病篇有"食以索饼"，"索饼"即面条。清代薛宝辰的《素食说略》中有："面条，古名索饼，一名汤饼，索饼言其形，汤饼言其食法也。"百合洗方云："洗已，食煮饼。"还有"清浆水""白饮""酒""清酒""苦酒"等饮品。《金匮要略》黄疸病篇有"心中如啖蒜虀状"，"蒜虀"是一种辛辣的食物。妇人妊娠病篇有葵子茯苓散，葵子即冬葵子，为葵菜的种子。葵菜是古老的蔬菜，耐冬寒，为四季食用菜。《本草纲目》认为："古者，葵为五菜之主，今不复食之。"大白菜培育成功后，葵菜才退出餐桌。饴糖曾经被普遍食用，蔗糖出现后也退出主流。此外，还有白蜜等食材，这些都反映了当时人们的饮食习惯。

经方也最能反映中国人的厨房气息。生姜、大枣、蜀椒、桂皮、粳米、小麦、赤小豆、薏苡仁、羊肉、猪肤……这些药物原本就是古人的日常食材。从药物来源看，经方最贴近生活。无疑，这些来自饮食的药物，也大大提高了经方整体的安全性。有些药物，也起到一定的矫味剂作用，改善了方剂口感，减轻了服药的违和程度。

除了饮食习惯之外，经方中还有一些其他的古人生活习惯，如大黄如"博棋子"大，博棋是古代一种赌博工具，属于上流社会的娱乐形式。有人认为，随着围棋的出现，博棋逐渐衰微。

经方传承中的师承制度

经方在古代属于"禁方"范畴，藏在金匮及玉函内的书籍岂能轻易示人？不仅不能透露给非医人士，不是本门派的从业人士也不可以过目。《史记》"扁鹊传"中载扁鹊"谨遇"长桑君10年才得以传授"禁方"。不论是《伤寒论》，还是《金匮要略》，都出现"问曰"与"师曰"的问答条文。可见，经方在古代一样遵循师承教育的途径。秦汉之前，师承也是主要传播形式。

远古时期的经方传承主要有师承与家传两种，作为"师"的一方，处于垄断地位。印刷术出现之前，医书不容易读到，知识与技术处于高度垄断的状况。另外，"师"的经验也未必都写进书中，文字传承的只是粗线条的学术体系，许多细节还装在"师"的心里，那是留给嫡系弟子的，需要口传亲授来完成交接。因此，师徒制具有私密性的特点，有助于学术传承保持纯正性。

经验的传授还需要特定的场景。比如，把弟子带在身边，遇到相关的腹证会手把手教他体验，让他明白什么是"心下痞硬""胸胁苦满""少腹急结"。当师承的途径中断，学术便只剩下文献层面的"外壳"。不信，看一看后世《伤寒论》的众多注解，有多少能说清楚"心下支结"之类腹证是如何判断？后世的经方医案为什么有脉象而少有腹证？从这个角度来看，经方的腹证出现了传承的断层。文可以载道，但核心技术还要靠人来传承。事实上，经方不是某一个人一下子发明创制的，是一代代积累的，可以认为《伤寒论》与《金匮要略》是一辈辈师父的经验结晶。

师承的优势在于强化感性认识，将理论与实践更紧密地结合，让后学者少走弯路，在及时反馈中快速成长，这是自学者望尘莫及的。即使在今天，师徒制仍然是经方人才培养的重要途径。因此，有志于经方的学习者应该广拜名师，学习他们独特的经验与体会，还有诊疗的关键细节。《岳美中论医集》载："一医治一脉结代、心动悸患者，与炙甘草汤，未宗仲景药量，而是任予 6g、9g，虽服良久，无效。问于吾，嘱按仲景原方药量再服，4 剂而瘥。""迷时师度"中的师就是关键时戳破我们认知"窗户纸"的人。

古代文学对《伤寒论》《金匮要略》写作的影响 ————

《伤寒论》与《金匮要略》是经方的典籍，都是使用古汉语写成的。因此，古代文学也影响着这两本书的写作风格。我们从几个方面来分析。

1. 叠词

经方条文用到一些叠词。所谓的"叠词"，就是两个相同的字合用构成一个词。如桂枝汤的条文有"啬啬恶寒""淅淅恶风""翕翕发热"，小柴胡汤条文有"嘿嘿不欲饮食"，其他如"口中辟辟燥""咳即胸中隐隐痛"等。条文中的"啬啬""淅淅"等就是叠词。

叠词是一种特殊的语言现象，既有形象性，又有确切性，同时还有音律之美，在诗歌中运用较多。《诗经》是我国第一部诗歌总集，收入自西周初年至春秋中叶500多年的诗歌，其中使用叠词的频率非常高。如"关关雎鸠""伐木丁丁，鸟鸣嘤嘤"。同时，《诗经》也是第一本使用叠词的书籍，对后世有着深远的影响。《古诗十九首》是在汉代民歌基础上发展起来的五言诗，产生的年代应当在东汉顺帝末到献帝前，即公元140～190年。该书在叠字运用上也非常普遍，如《迢迢牵牛星》，全诗仅十句，用了六组叠词："迢迢牵牛星，皎皎河汉女。纤纤擢素手，札札弄机杼……盈盈一水间，脉脉不得语。"《伤寒论》辨脉法篇用多个叠词来描述脉象，如"脉蔼蔼如车盖者""脉累累如循长竿者""脉瞥瞥如羹上肥者""脉萦萦如蜘蛛丝者""脉绵绵如泻漆之绝者"；平脉法篇也用了一些叠词，如"脉形如循丝累累然"。有人认为，《平脉法》与《辨脉法》是王叔和的著作，那么王叔和使用叠词是否与当时文风有关呢？

2. 形象比喻

经方在写作上还特别擅长运用形象比喻手法。形象比喻是用人们熟悉的具体事物来描述生疏的事物，用浅显的、易懂的道理来讲述深奥难懂的道理，从而使描述对象显得更加鲜明、生动、清晰。同时，形象化减少了认知负荷，有助于深入理解事物本质。

这种比喻广泛地见于医学著作。如西医学的"蜘蛛痣""满月脸""舟状腹""奔马律""枪击音"等。《伤寒论》《金匮要略》两本书里也大量应用形象比喻手法，用来描述症状与体征。用咽中如有"炙脔"形容咽部异物感；以"心中如啖蒜齑状"形容酒黄疸患者胃中灼热不适；以"腹重如带五千钱"形容肾着患者腹部沉重之极；以"如被杖"形容阴毒患者身痛之甚；以"独语如见鬼状""象如神灵所作"形容精神不安。体征方面，如"目赤如鸠眼""面赤斑斑如锦纹""身黄如橘子色""出见有头足""心下坚大如盘""喉中水鸡声"。

另外，以"鸭溏""鹜溏"形容大便水粪俱下的样子；以"粟状"形容石淋患者小便排出的沙状之物；以"柏汁"形容黄汗之颜色；以"牛鼻上汗"形容会阴部潮湿状态。用来描述服药后反应，如桂枝去芍加麻辛附子汤服后"如虫行皮中"，茵陈蒿汤服后"尿如皂荚汁状"，下瘀血汤服后"新血下如豚肝"，乌头桂枝汤服后"其知者，如醉状"。

通过形象比喻，有了参照物进行比照，把许多抽象的医学概念生动地表现出来，实现了恰如其分的临床记录，也为后学者提供了十足的学习意境，给人以深刻的印象。

3. 互文

"互文"也叫互辞，是古诗文中经常采用的修辞格。"参互成文，含而见文"是其特色。意思是上下句或一句话的两个部分看似各说两件事，实际是互相呼应、互相阐发、互相渗透、互相补充，说的是一件事。如"烟笼寒水月笼沙""将军白发征夫泪""秦时明月汉时关"等。

经方条文里也有互文形式。如《金匮要略》小建中汤条文"咽干口燥"即是，不能理解为咽部干，口中燥。难道口就不干，咽就不燥？桂枝加龙骨牡蛎汤条文"男子失精，女子梦交"，也不能就字面理解，难道男子就不梦交吗？女子虽不会失精，但可以表现为带下增多，而带下不止也有属于桂枝加龙骨牡蛎汤证者。《金匮要略》脏腑经络先后病篇云"寒极伤经，热极伤络"，也属于互文。经比络位置深入，连经都受损，络能幸免吗？可见，了解互文的写作手法，对于理解条文大有帮助。

4. 文体文风

《伤寒论》的写作文体属于条文式，这一点与《黄帝内经》有所不同。这种文体与《易经》《道德经》《论语》是一脉相承的。文体对作品而言，犹如打在身上的烙印。《黄帝内经》更像是西汉之后的文体，而《伤寒论》则有先秦文风。在用词方面，《伤寒论》也非常朴素，没有多少华丽辞藻。诸如："发汗后，腹胀满者，厚朴生姜半夏甘草人参汤主之。"（66）这样的经方早期条文，更是简洁直白。"往来寒热，胸胁苦满""大下之后，身热不去，心中结痛""心烦腹满，卧起不安"这些一句四字的表述，又有《诗经》的韵味。

经方有着很深的古代文化烙印，散发着浓厚的历史韵味。但经方的本质则是解决病患的实用技术，不能指望经方担负人多的文化传承使命。我们了解古代文化的目的，是在历史的背景下更好地学习经方，理解经方，而不是把经方重新推回传统文化的范畴走向复古之路。学员们也要避免在这些元素上花费过多精力。这是学习本章需要注意的方面。

第三章

经方与意象思维

　　思维方式也是文化的组成部分，而且影响文化的其他范畴。我们知道，民族的思维方式是在民族发展过程中沉淀下来的，一旦形成后，这种思维方式便长期而稳定地存在，并在改造自然与社会生活中起到普遍的作用，成为文化的重要基因，同时也决定一个民族的思维习惯。在古代思维中，意象思维占据重要地位。本章就意象思维对经方的影响做些论述。

意象思维的特点

　　所谓的意象思维，包含"意"与"象"的两个元素。前者是主观的，包括内心体验、情感、意图、对事物的本体把握等；后者是客观的，包括现象、事实、信息等。意象思维就是将主观与客观相互融合，以认识外界事物与表达内在意图。

　　意象思维既可以通过对外部现象的观察以认识事物的内涵，这是"出象达意"；也可以通过外物以寄托内在的情感或表达意图，此为"立象表意"。可知，意象思维是双向的，即意⇌象。

　　意象思维侧重于想象力。外界的表象在想象力或直觉的参与下，迅速得出某种结论，有着快捷性、模糊性、跳跃性的特点。这一点不同于抽象思维。抽象思维借助于概念、推理等以得出结论，倾向于严谨、缜密、清晰的特点。与抽象思维注重概念相比，意象思维青睐于形象的画面感。抽象思维在科学领域应用较多，而意象思维则是艺术领域的擅长。

　　意象思维的"象"有多种表现形式。有符号，如八卦的爻及卦象、道家画的符箓；有图片，如京剧的脸谱；有画面，如国画中的山水画；有诗歌，如王维的"明月松间照，清泉石上流"、民歌的"天苍苍，野茫茫，风吹草低见牛羊";有音乐,如二胡曲《二泉映月》。这些事物传达某种信息,被阅读者或聆听者捕获而形成内在的感受或认知。

意象思维在古代应用非常广泛,戏曲、绘画、建筑、算卦占卜等都可以见到意象思维。就连《孙子兵法》也有这一思维的影子,如"行军篇"云:"鸟起者,伏也;兽骇者,覆也。"说的是原本安静之地,鸟群突然飞起,一定有敌军埋伏;野兽惊惶而四处奔跑,一定有敌军潜藏。即是根据鸟飞兽散之象来明晰内有伏兵的本质。"月晕而风,础润而雨",更是意象思维在古代天气预报中的应用。

我们知道,人类的思维模式发展的历程是漫长的。在远古时期,先民们遇到野兽等危险情况时,本能地思考两个问题:一是战,二是逃,不存在深入思考的可能。见象达意,快速判断才让人类得以生存下来。因此,首先形成的就是意象思维,然后才出现逻辑思维。意象思维形成后,伴随着人类社会漫长历程,这种思维方式也广泛渗透到各个领域,自然也一样渗透到古代医学中。

意象思维在经方中的体现

人谓王维的诗是"诗中有画",其实经方对症状的描述一样有画面感。不妨看看如下这些条文。

"未持脉时,病人手叉自冒心,师因教试令咳而不咳者,此必两耳聋无闻也。所以然者,以重发汗虚故如此。"(75)

"发汗后,水药不得入口为逆,若更发汗,必吐下不止。发汗吐下后,虚烦不得眠,若剧者,必反覆颠倒,心中懊憹,栀子豉汤主之……"(76)

"咳而上气，喉中水鸡声，射干麻黄汤主之。"（七·七）

"咳而上气，此为肺胀。其人喘，目如脱状，脉浮大者，越婢加半夏汤主之。"（七·十三）

"妇人脏躁，喜悲伤，欲哭，象如神灵所作，数欠伸，甘麦大枣汤主之。"（二十二·六）

"问曰：妇人病，饮食如故，烦热不得卧而反倚息者，何也？师曰：此名转胞，不得溺也。以胞系了戾，故致此病。但利小便则愈，宜肾气丸主之。"（二十二·十九）

这些条文的描述给人以强烈的画面感，其人仿佛就在眼前。医者见到"喉中水鸡声"的"象"，自然意识到射干麻黄汤；妇人倚靠他物休息而不能平卧，师见此"象"立即判断为"转胞"，即今日之尿潴留。

意象思维对信息的要求不是多多益善，更多的是关注高价值信息，如果一个信息点就能够"达意"，则没有必要增加第二个。所以，《伤寒论》才有"伤寒中风，有柴胡证，但见一证便是，不必悉具"（101）的明训。因此，意象思维不追求望、闻、问、切四诊必备，只有需要佐证时，才补充其他症状。辨证的本质是为了找到最靠谱的诊断，而不是追求诸要素之间的和谐统一。

我们看以下两个条文。

"太阳中风，阳浮而阴弱。阳浮者，热自发；阴弱者，汗自出。啬啬恶寒，淅淅恶风，翕翕发热，鼻鸣干呕者，桂枝汤主之。"（12）

"太阳病，头痛，发热，汗出，恶风，桂枝汤主之。"（13）

这两条均为桂枝汤条文，12条的"阳浮而阴弱"属于脉象，13条却没有脉象。那是因为"头痛，发热，汗出，恶风"这组症候群足以明确桂枝汤证，因此不需要脉象；而12条没有头痛，故需要脉象来支持。

需要知道，有时一个"象"可以传达两个"意"，这无疑带来了判断困难。《菜根谭》中云："鹰立如睡，虎行似病，正是他摄人噬人手段处。"当我们看到一只老虎如病态般行走，可以得出两个判断：一是老虎病了；二是老虎作伪装假象，意欲攻击。经方中也有类似情况。"伤寒，阳脉涩，阴脉弦，法当腹中急痛，先与小建中汤，不差者，小柴胡汤主之。"（100）此处就是一象二意，其他还有"胸痹，心中痞，留气结在胸，胸满，胁下逆抢心，枳实薤白桂枝汤主之，人参汤亦主之。"（九·五）"胸痹，胸中气塞，短气，茯苓杏仁甘草汤主之，橘枳姜汤亦主之。"（九·六）这些条文从意象思维的角度就很容易理解。

意象思维不是单纯对"象"的"格物致知"，需要主观心力的投入，是主客观的高度融合。与抽象思维相比，其感性色彩较浓，容易受到医生即时精神状态的影响。这是临证需要注意的地方。

意象思维对今天经方教育的启示

今天的中医教育侧重于抽象思维，理、法、方、药的诊治模式占据思维的主流。尤其在人类思维方式的整体变迁的大背景下，意象思维的培养已经缺失。

"医者，意也。"深刻揭示了古人对意象思维的重视。在古代的医案中，我们也很少看到明显的逻辑思维痕迹，那时使用的还是以意象思维为主。古人对聪明的评判之一，便是看他悟性高低，而悟性更多地体现在意象思维上。同样，古代评价医生的能力也经常看悟性。今天中医学习者的思维能力不容乐观，有固化、平面化、机械化、静止化的倾向，接触一下意象思维应该有所裨益。

　　近年来，许多业内人士都强调中医教育需要有自己的特色。那么，重拾古代思维模式，作为今天逻辑思维的补充则不失为一条途径。当然，古代其他思维方式也值得重视，诸如对称性思维、禅的思维等也有可借鉴之处。在经方教育方面，重视意象思维无疑能够培养学员的想象力，提升整体思维能力。事实上，疾病对于医者而言，不仅仅是分析的标的，而且还是体验的对象。一个有灵气的医生，不可能没有意象思维能力。

　　经方还蕴含着其他的古代思维模式，比如对称性思维。"三阴三阳"、表里、寒热、虚实等都体现了对称性。

第四章

经方的基本概念

概念是某类事物特有的本质属性的信息表述，每个学术体系都有其自身固有的概念，经方也不例外。这些概念是构成经方理论的必要范畴。本章对经方常用的概念做相关阐释。

阴证与阳证

阴证与阳证是反映患病机体综合状态的概念，是相对的范畴。一般来说，充满活力，积极的、张扬的、亢进的状态为阳证；活力不足，消极的、退缩的、抑制的状态为阴证。阳病多表现为精神亢奋、发热、面红、舌红、出汗多、口渴、喜欢冷饮、脉搏数而有力等；阴病多表现为精神不振、畏寒怕冷（四肢尤其明显）、面色苍白、舌淡、乏力、不渴，或喜热饮、脉搏沉或迟而无力、一般无发热。

阴证与阳证是对疾病反应状态的基本的、宏观的划分，对丁指导治疗有重要价值。如患者头痛，但头部怕冷，面色白，恶寒明显，精神不佳，脉沉细，属于阴证，可考虑麻黄细辛附子汤。相反，患者精神饱满，面色红，脉象浮而有力，属于阳证，可考虑使用葛根汤。又如，咳喘患者，痰液清稀量多，若为阳证，则选用小青龙汤；若为阴证，选用桂枝去芍药加麻辛附子汤。

寒证与热证

寒证与热证是一对反映代谢状态的概念。代谢亢进者谓之热证，代谢低下者谓之寒证，寒证与热证一般是这样界定的。

面色是很容易获得的信息。面色红多为热证，面色白或黯淡、青紫多为寒证。舌质红为热证，舌质淡或青为寒证。舌苔厚而黄为热证，薄白苔则为寒证。热证通常伴有汗出、口渴等症状，寒证则不明显。脉率数多为热证，脉迟则为寒证。尿色黄浊者多为热证，尿色清白者多为寒证。

病人的喜恶对判断寒热证也有参考价值。喜热恶寒者多为寒证，反之为热证。在极端情况下可能会出现假象，如："病人身大热，反欲得衣者，热在皮肤，寒在骨髓也；身大寒，反不欲近衣者，寒在皮肤，热在骨髓也。"（11）不能单凭恶寒与发热来判断寒证与热证。古人没有体温计，体温的高低也不是判断寒热的依据，这是今天经方临证需要注意的。

寒证与热证决定治疗的方向。寒证选用热性药，如干姜、附子等；热证选用寒凉药，如石膏、黄芩等。当然，这只是大概，还需要根据寒热证所在部位来具体分析。

《伤寒论》还将"寒""热"作为症状。如："少阴病，身体痛，手足寒，骨节痛，脉沉者，附子汤主之。"（305）"伤寒，热少微厥，指头寒……"（339）"少阴病八九日，一身手足尽热者，以热在膀胱，必便血也。"（293）"阳明病下之，其外有热，手足温，不结胸，心中懊恼，饥不能食，但头汗出者，栀子豉汤主之。"（228）这些条文中的"寒""热"不是指寒证与热证。

虚证与实证

虚实是反映人体抗病能力强弱的范畴。虚证是抵抗力不足，表现为虚弱的状态；实证为抵抗力过激，表现为强劲的状态。

虚证与实证一般这样判断。精神状态亢奋者多为实证，萎靡不振者多为虚证。声音高亢者为实证，低弱者为虚证。《伤寒论》也说"夫实则谵语，虚则郑声"（210）。体液外泄多为虚证，如："所以然者，以重发汗，虚，故如此……"（75）代谢物排泄困难者多为实证，如："伤寒六七日，目中不了了，睛不和，无表里证，大便难，身微热者，此为实也。急下之，宜大承气汤。"（252）恶寒也是虚实的重要参考，如："发汗后，恶寒者，虚故也。不恶寒，但热者，实也。"（70）虚实也可以反映到脉象上，如"尺中脉微，此里虚"（49），大抵无力者为虚，有力者为实。

腹部检查是判断虚实的重要着眼点。腹部肌肉状态反映虚实，腹肌强健发达，按之有力为实证；菲薄松弛，按压没有抵抗为虚证。腹部压痛也是判断虚实的粗略指征，如："病者腹满，按之不痛为虚，痛者为实。"（十·二）"按之心下满痛者，此为实也。当下之，宜大柴胡汤。"（十·十二）腹内有包块多为实证，无积聚多为虚证。但有腹水的情况下多为虚证，肠痈的"腹皮急，按之濡"也是虚证。浅按腹肌紧张，但重按无底力，应该以深部抵抗力作为判断依据。

大小便等排泄物也是判断虚实的参考。如大便硬结属实，便软或溏属虚；大便粗硬而多，提示其人多能食，其证属实，而大便呈兔屎状而量少，多为虚证。

判断虚实需要注意以下几点。其一，古人常将"虚"与其他词并用，如"虚劳""虚羸""虚弱"等。"劳"通常指慢性消耗性疾病，"羸"有形体消瘦之意，"弱"是指体力或抵抗力下降。在古人眼中，这些情况均为广义的虚。"大实有羸状，至虚有盛候"，明示虚实有假象，不能单凭病人体型胖瘦来判断，整体状况还要结合局部表现来分析。如大量腹水可以表现为腹部膨满、紧张及拒绝按压，有充实性，不能一概看作实证。还需要结合腹肌及皮下脂肪来判断。

其二，虚实不仅体现于躯体层面，精神状态也是重要的判断要点。

其三，虚实不是一成不变的，需要动态观察以警惕转化。如实证使用大黄等攻击治疗，出现虚证而转用姜附剂。这是长期使用寒凉药或泻下剂需要注意的地方。

其四，虚实还可以进行简单的量化。如虚证可分为轻度虚证、一般虚证、重度虚证、极度虚证等。不同程度的虚证选方也不同，实证亦然。就柴胡剂而言，其方证从实到虚大致为大柴胡汤证——小柴胡汤证——柴胡桂枝汤证——柴胡桂枝干姜汤证。

虚证与实证指导补泻的治疗方向。实证需要进行攻击性治疗，《伤寒论》的汗、吐、下即是。虚证需要温补，经方多选用含有人参、甘草、干姜、附子、白术、地黄、麦冬等补性药物的处方。

虚实对于方证的鉴别有着重要价值，如当归芍药散用于偏于虚证的腹痛，桂枝茯苓丸则用于偏于实证者。一般来说，实证治疗恰当则见效快，虚证通常见效较慢。如果虚实判断出现困难时，则侧重于按照虚证来处理。也有虚实状态并不明显的中间类型，这也是临证需要注意的地方。

表证、里证、半表半里证

表里是一对反映病位深浅的范畴。表证是指疾病的反应部位轻浅，多局限于皮肤、肌肉等躯壳层面，表现为恶寒、头痛、发热、肌肉酸痛、脉浮等症状，可以通过发汗祛除。如："脉浮者，病在表，可发汗，宜麻黄汤。"（51）里证通常是指疾病反应于肠管之内，多有腹胀、腹痛、腹泻、便秘等表现。里证有虚实寒热之分，治疗或攻下或温补。除了表里之外，位于胸腔、腹腔等体腔之内的病证为半表半里证，多有往来寒热、胸胁苦满、心烦喜呕等症状，常选用柴胡汤类处方。

一般先出现表证，后进一步发展为里证，也有一开始就表现为里证者。需要注意的是，表证与里证是疾病反应的部位，不一定是病灶所在的部位。比如，痢疾的病灶在肠管，但初期可以表现为在表的发热、恶寒、头痛等症状，这一阶段应该判断为表证而不是里证。

临证要重视表证与里证并存的情况。按照里证治疗效果不佳时，要考虑是否兼夹表证，尤其在表证不明显时。同样，解表乏效时，也要考虑是否兼有里证。经方的小青龙汤证即是外有表证，内有水饮的表里证并存状态。五苓散证也是外有表证，内有水液代谢障碍。总之，表里同病的情况不容忽视。

内　外

除了表里，经方还有"内外"的概念，如以下条文：

"若其人内有久寒者，宜当归四逆加吴茱萸生姜汤。"（352）

"太阳病不解，热结膀胱，其人如狂，血自下，其外不解者，尚未可攻，当先解其外，外解已，但小腹急结者，乃可攻之，宜桃核承气汤。"（106）

"内""外"的含义是什么？与"表里"有何区别？

奥田谦藏认为："内者，相对于外之称，其意义略与里相似。唯里者所指较狭,内者所指则广。因此之故,凡病在表位者,对于内位或表里间位来说是在外;病在里位者,对于外位或表里间位来说是在内。而在表里间位者,则对内位来说在外,对外位来说在内。"(奥田谦藏.伤寒论阶梯.叶心铭译,叶橘泉校.上海:上海卫生出版社,1956.)可知,"内外"不是具体的病位,是相对性位置的表述,比表里含义更加宽泛。

外　证

"外证"有多个含义,不同条文中有不同的指代。

"太阳病,外证未解,脉浮弱者,当以汗解,宜桂枝汤。"(42)此条的"外证"相当于表证。

"太阳病,外证未解,不可下,下之为逆。欲解外者,宜桂枝汤。"(44)此条暗含里实证,"外证"是相对于里证而言的其他症状。

"伤寒六七日,发热微恶寒,支节烦疼,微呕,心下支结,外证未去者,柴胡桂枝汤主之。"(146)此条的"外证"应该指"发热微恶寒,支节烦疼"。

"太阳病,外证未除而数下之,遂协热而利下不止,心下痞硬,表里不解者,桂枝人参汤主之。"(163)此条从"数下之"来看,有里实证,"外证"是相对于里实证而言的。

"问曰:阳明病外证云何?答曰:身热,汗自出,不恶寒反恶热也。"(182)阳明病的提纲证为"胃家实",此处"外证"是针对胃家实而言,为肠管之外的症状。

"血痹阴阳俱微,寸口关上微,尺中小紧,外证身体不仁,如风痹状,黄芪桂枝五物汤主之。"（六·二）此条先言脉，后言外证，可知"外证"
是相对于脉象而言的其他症状。

"师曰：病有风水，有皮水，有正水，有石水，有黄汗。风水，其脉
自浮，外证骨节疼痛、恶风；皮水，其脉亦浮，外证胕肿，按之没指，不
恶风，其腹如鼓，不渴，当发其汗；正水，其脉沉迟，外证自喘；石水，
其脉自沉，外证腹满，不喘；黄汗，其脉沉迟，身发热，胸满，四肢头面
肿。久不愈，必致痈脓。"（十四·一）这一段的叙述形式也是先言脉，后
言外证，"外证"即是脉之外的症状。

综上所述，外证是指除了脉象及肠管之内的一切症状。

体　质

体质是个体在形态结构及功能活动上形成的固有的、相对稳定的特
性，包括体型、营养状况、代谢状态、运动能力、心理素质以及对外界的
适应能力等诸多方面。体质是由先天遗传因素与后天环境因素共同决定
的，同时受到性格与心理因素的影响。体质还与年龄、疾病、营养状况、
体育锻炼、生活方式等因素密切相关。体质影响人体对外界刺激的反应，
而某些类型的体质对致病因子有易感性。

《伤寒论》与《金匮要略》也有关于体质的称谓，如"喘家""尊
荣人""疮家""湿家""酒客""衄家""冒家""亡血家""黄家""呕
家""寒家""饮家等。"喘家"就是长期哮喘或患有慢性喘息性支气管炎
的患者。这个人群肺功能较差，患有外感病极易影响肺功能，故而特别提
出以引起注意。"尊荣人"的特点为"骨弱肌肤盛"。"骨弱"是指不能从

事体力劳动，"肌肤盛"是指身体肥胖。这类人动辄汗出，类似于今天的代谢性疾病，如肥胖型糖尿病等。其他的人群各有其特殊性，需要医者给予特别关注。

后世医家也高度重视体质因素。近代苏南名医朱莘农说："医道之难也，难于辨证。辨证之难也，难于验体。体质验明矣，阴阳可别，虚实可分。病证之或浅或深，在脏在腑亦可明晰，而后可以施治，此医家不易之准绳也。"现代中医也非常重视体质，如王琦、盛增秀著有《中医体质学说》，将体质分为平和质、气虚质、阳虚质、阴虚质、痰湿质、湿热质、血瘀质、气郁质和特禀质等9种基本类型；匡调元著有《人体体质学——中医学个性化诊疗原理》，将体质分为正常质、燥红质、迟冷质、倦㿠质、滞腻质、晦涩质等6种类型。他们均从不同角度对体质进行了深入研究。

黄煌先生秉承朱莘农前辈的经验，将体质的应用进一步提升。临床上既重视疾病，也重视患者的体质，把体质与用药经验结合起来，形成以"药人"为命名形式的独特观点。他提出"桂枝体质""麻黄体质""柴胡体质""大黄体质""黄芪体质""半夏体质"等类型。比如，"桂枝体质"的患者，其人肤色白而缺乏光泽，皮肤湿润而不干燥，口唇暗淡而不鲜红，体型偏瘦者多，肌肉比较坚紧，一般无浮肿。腹部平，腹部肌肉较硬而缺乏底力，如同鼓皮，严重者腹部扁平而腹直肌拘急。多见于循环系统疾病、消化道疾病、营养不良患者。这类患者适合服用桂枝汤类方。"半夏体质"：营养状况较好，肤色滋润或油腻，或黄暗，或有浮肿貌，但缺乏正常的光泽；形体并不羸瘦，肥胖者居多。主诉较多而怪异，多疑多虑，易于精神紧张，情感丰富而变化起伏大，易于出现恶心感、咽喉异物感、黏痰等。脉象大多正常，或滑利。舌象多数正常，或舌苔偏厚，或干腻，或滑苔黏腻，或舌边有两条由细小唾液泡沫堆积而成的白线，或有齿痕舌。"半夏体质"是适合与较长时间或大量服用半夏及其类方的体质类型，代表方为小半夏加茯苓汤、温胆汤、半夏厚朴汤等。此类患者在疾病状态中多表现为痰热内壅、痰气交阻、风痰上扰、痰湿内阻等。"药人"为临证选方用药提供了方向，也是方证辨识的重要补充，丰富了经方的体质内容。

与疾病相比，体质具有相对的稳定性。体质的变化很慢，黄煌先生对此有形象的比喻，譬如钟表的指针，症状变化快，就像秒针；病名变化慢，就像分针；体质的变化最慢，犹如时针。因此，体质在慢性病、疑难病的辨治中显得尤为重要。当按常规的辨治疗效不佳时，需要深入到体质的层面，这是体质的价值所在。

方　证

方证又叫汤证，即方剂使用的适应证，由"方"与"证"组合而成，是"以方名证"的表述形式。每一个处方的方证是相对固定的。某汤方的适应证就谓之某汤证。如："太阳病，头痛、发热、汗出、恶风者，桂枝汤主之。"（13）头痛、发热、汗出、恶风这一组症状就是"桂枝汤证"，这种情况下使用桂枝汤通常会取得满意疗效。

"方证"来源于《伤寒论》："伤寒中风，有柴胡证，但见一证便是，不必悉具。凡柴胡汤病证而下之，若柴胡证不罢者，复与柴胡汤，必蒸蒸而振，却复发热汗出而解。"（101）"病如桂枝证，头不痛，项不强，寸脉微浮，胸中痞硬，气上冲喉咽，不得息者，此为胸有寒也。当吐之。宜瓜蒂散。"（166）条文中的"柴胡证""桂枝证"就是方证的具体形式。可知，方证是经方本身固有的词汇。《伤寒论》《金匮要略》都是以方证形式叙述诊疗经验的，因此方证也是经方的核心概念。这一概念逐渐被后人所重视，如叶橘泉先生早在 20 世纪 20 年代就首次提出了"方证学"的概念（《叶橘泉经方临床之运用》）。

方证为什么如此重要呢？清代名医徐灵胎说："方之治病有定，而病之变迁无定，知其一定之治，随其病之千变万化，而应用不爽。"（《伤寒类方·自序》）"一定之治"讲的就是方证。也就是说，疾病虽然变化多端，但总是表现为方证，唯此才能以不变应万变，以方证为治疗抓手。《伤寒论》云："病皆与方相应者，乃服之。"（317）这是经方重要的治则。"相应"是相符合之意。那么，病与方相应的结合点又在哪里呢？即是在方证。不同的疾病表现为同一个方证时，均可使用该方。一种疾病在不同阶段可以表现为不同方证，则选用不同处方。对于病而言，非此方证不用此方；对于方来说，非此方证不治其病。

那么，方证对经方而言又有什么重大价值呢？主要体现在几个方面：

其一，方证是经方医生临床的终极追求。不论辨证的方法有多少，最终都落实到一张处方上。方证是方与证的结合体，明确了方证就等于开出了处方，还有什么比这种诊疗一体化更好的捷径吗？对此，陆渊雷高屋建瓴地指出，"统观仲景书，但教人某证用某方，论中有桂枝证、柴胡证之名，可知意在治疗，不尚理论。中医之治疗有特长，理论则多凭空臆造，仲景不尚理论，正是识见胜人处，后人斤斤于风邪寒邪伤卫伤营之辨，而不于病证药方上著眼对勘，皆非读仲景书者"（《伤寒论今释·卷一》）。

其二，方证是经方学员用功的方向。每掌握一个方证就是为临床思维打开一扇门，掌握了常见方证便可胜任日常的门诊工作。现代经方家刘渡舟先生说："要想穿入《伤寒论》这堵墙，必须从方证的大门而入！"（朱章志，李赛美 . 经方临床应用与研究 . 广州：广东经济出版社，1998. ）直接点出了学习经方典籍的必由之径。

其三，方证是经方临床研究的核心。方证客观性强，臆测成分少，因此，方证是临床研究的坚实基础。方证内涵相对稳定，加之经方结构固定，变量较少，便于制定研究方案。相比于病机，方证容易形成业界共识。基于方证为基础的微观研究成果也容易被理解与交流。

方证通常以症候群为表现形式。如呕吐、肠鸣、心下痞这三个症状构成症候群，这个症候群就是半夏泻心汤证。构成症候群的症状不是孤立的，它们之间有着内在联系。因此，针对方证的治疗不能单纯地理解为对症治疗，因为症候群背后是特定的病理状态。某些肾脏疾病表现为肾病综合征，用强的松也不是对症治疗。对症治疗，是对方证认识的最常见误解。

还需要注意，《伤寒论》《金匮要略》对具体方证的描述是"粗线条"的，具有局限性，需要在临床上不断地补充并完善。对于现代经方来说，具体方证的界定还需要进一步规范，其表述还需要更加细化，其研究还需要引进适合时代的元素。因此，方证的研究不能满足于经典的记载，要有所突破与创新，并达成业界共识。

方证是由症状组成的，对症状的分析影响方证识别结果。同一个症状，在不同方证中的权重值是不同的。同时，症状的轻重程度也有所差异，如桂枝汤证的头痛程度通常不及吴茱萸汤证的头痛严重。多个症状构成的症候群对于病理状态更有很大的指向性。因此，辨方证需要在症状的分析上下功夫。

方证是经方中最有魅力的部分，是来自古人观察的临床事实，是经过古人实践的临床经验，也是进一步研究经方治疗机理的基石。方证也是经

方中技术性最强的部分，有着一定的客观性与稳定性，也是规范化最好
的范畴。经方的本质是古代科技，无疑方证研究是还原经方本质的最好
途径。

方证辨证

　　"方证辨证"是以识别或辨析方证为任务的辨治模式，简而言之即辨
方证。因为以方名证，一旦确立了某方证，自然就选用某处方。诊断为桂
枝汤证，治疗用桂枝汤则是必然的选择。桂枝汤证既是诊断的结果，又是
选方的依据。与其他辨证方法相比，方证辨证将诊断与治疗有机地结合起
来，"方随证出"体现了"诊断即治疗"的特色，简化了临床思维的过程，
具有直接性与快捷性的优势。

　　后世许多医家从《伤寒论》窥出了方证辨证的奥秘，将方证辨证的重
要性提到相当高的认知层次。胡希恕先生是方证派的经方大师，他对方证
辨证有着深刻认识，他说："方证是六经八纲辨证的继续，亦即辨证的尖
端，中医治疗有无疗效，其主要关键就在于方证是否辨的正确。"（冯世
纶.百年百名中医临床家丛书·胡希恕.北京：中国中医药出版社，2001）

　　需要说明，方证辨证目前还不是经方医生的辨证主流模式。同时，其
内涵也没有被大多数中医所接受，其优势也没有被广大中医所认识。长期
习惯于理 - 法 - 方 - 药辨证思路的医生很难转向方证辨证的思路。因此，
方证辨证还属于小众化的辨证模式，有待于大力弘扬。

"方—病—人" 三角

方证、病名、体质三者之间的关系值得深入研究。对此，黄煌先生提出"方—病—人"三角的概念，示图如下。

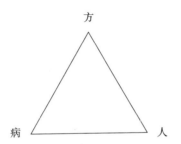

"方"是治疗的手段，"病"与"人"均为治疗的目标。"病"通过人体得以反映，某些疾病在特定人群上有着集中分布。"人"是疾病表现的平台。"病"与"人"的关系是探讨抽象的病名个体化的表现，以及个体因素对疾病发展的影响，其中主要是体质因素。从治疗的角度又派生出"方人"与"方病"的概念。

"方人"是对某方有效而且适合长期服用此方的体质类型，是经方的一种诊断单元。"方人"由患者的体格、精神状态、行为心理、既往病史与家族病史、发病趋向等因素构成，其中体格因素又包括肌肉、皮肤、骨骼、五官、四肢、腹、舌、脉等。清代名医叶天士说："凡论病先究体质、形色、脉象……以病乃外加于身也。"（《临证指南医案》）叶氏所言的本质也是对"方人"的重视。

不妨以"小柴胡汤人"与"温经汤人"为例。临床对于那些表情淡漠，沉默寡言，意欲低下，特别是食欲不振，自我评价差，性格偏内向的患者，与小柴胡汤证的"胸胁苦满，默默不欲饮食"颇为类似，遂将其命名为"小柴胡汤人"。

那些羸瘦，肌肉松弛，腹壁薄而无力；口唇干燥而不红润，皮肤干枯发黄发暗，缺乏光泽，或潮红，或暗红，或黄褐斑；有些患者的手掌脚掌出现裂口，疼痛或有发热感；指甲变薄变脆，缺乏光泽；还有的女性可以出现阴道炎、阴道干枯瘙痒，毛发出现脱落、干枯、发黄，易于折断。许多妇科疾病，特别是卵巢功能性疾病患者多见这种体质类型。这种体质类型服用温经汤有效，且适合长期服用，称之为"温经汤人"。

"方人"的形成与遗传、年龄、环境、饮食、疾病等因素密切相关，比如，"小建中汤人"多见于儿童及虚弱者，"肾气丸人"多见于老年人，有着一定的年龄段倾向。这些因素在每个人的表现中都不尽相同。因此，"方人"的识别是个体化治疗的前提。"方人"是变化的，但是变化的过程比较缓慢，不像急性病那样迅速。因此，"方人"在慢性病辨治中更有价值。

"方病"是经方主治的疾病谱。每首经方都有各自的主治病种，这是其治疗的主要方向。经方主治病种不仅仅是一种，可能是几种，或者是一大类疾病，有着疾病谱的特点。鉴于西医学的诊断已经普及，西医学病名的国际认同度高，因此，"方病"应该积极采用西医学病名。

寻找完善经方主治疾病谱，是经方应用研究的重点。方病的研究有利于经方与西医学的对接，有利于经方的群体化治疗。如日本的一项随机对照研究纳入了 42 位患儿，共计 64 只分泌性中耳炎的耳朵，柴苓汤组 21 例（32 只耳朵），千金藤素组 21 例（32 只耳朵）作为对照，治疗 4 周，发现柴苓汤对分泌性中耳炎的缓解率为 43.8%。［佐藤宏昭，中村一，本庄巌.ほか.滲出性中耳炎へのツムラ柴苓湯の治療効果.耳鼻咽喉科臨床，1988（81）：1383-1387］据此可以认为，儿童分泌性中耳炎为"柴苓汤病"。以此推之，胃下垂可见胸满腹胀、呕吐痰水、胃内振水音、食欲不振等症状，使用《外台》茯苓饮可取得满意疗效，因此胃下垂可视为"茯苓饮病"。

药　证

药证是药物的使用指征，也称药物主治。如用麻黄的指征即为麻黄证，桂枝的主治即为桂枝证。朱肱说："所谓药证者，药方前有证也，如某方治某病是也。"（《类证活人书》）这是药证的最初提法。《伤寒论》虽然没有明确提出药证的概念，但许多方剂加减已透露了药证的痕迹。如小柴胡汤方后云"若腹中痛者，去黄芩，加芍药三两"（96）；白散方后云"假令汗出已，腹中痛，与芍药三两如上法"（141）；通脉四逆汤方后云"腹中痛者，去葱，加芍药二两"（317）。明示芍药的主治为"腹中痛"，则芍药证为腹中痛。桂枝加芍药汤、小建中汤、当归芍药散等处方均含有芍药，其共同的主治为腹痛，据此得出芍药主治腹痛。

药证是患者客观的症状或体征，不是病机术语。《神农本草经》《名医别录》中也记载了许多用药经验，是研究药证的重要补充。同时，书中也有"轻身""不老""延年""通神仙"等记录，这些不是药证。药证必须是患者身上看得见、摸得着的东西。

药证是方证的重要补充。方由药组成，但方证不是药证的简单相加。药物组成方后，体现着整体的合力作用，一些药证在方证中表现不明显。如大黄主治"腹满痛而大便不通"，与甘草组成大黄甘草汤，则主治"食已即吐者"。因此，需要明晰药证与方证之间的关系。

药证对方剂的化裁有重要参考。喻嘉言说："有是病用是药，病千变，药亦千变。"药证是经方加药或减药的依据。以桂枝汤为例,证见恶风、汗出、脉浮者用之。如汗出多、恶寒、关节痛者,为附子证,则加附子。如无汗而小便不利者,则要去桂枝,加白术、茯苓。小便不利为茯苓、白术证。《伤寒论》中方后加减更是提供了极好的范例。

对于选择处方来说,药证有一定的指向作用。患者有心中烦、心下痞等,医者若看到黄连证,则通常会在含有黄连的处方中寻找合适目标,或选用泻心汤,或选黄连汤,或选甘草泻心汤等。邹澍说:"不知一病有一病之方,一方有一方之药,一药有一药之效,不能审药,何以定方?不能定方,何以治病?"(《本经疏证·序》)所云也是从药证到选方的思路。

后世对药证的研究不及方证广泛。莫枚士的《经方例释》已经出现药证研究的雏形,吉益东洞的《药征》开始向这个领域大步迈进,黄煌先生的《张仲景50味药证》则将药证研究引入登堂入室之境,是目前药证研究领域的上乘之作。当然,我们需要知道,不是每一味经方药物都有明确的药证,许多冷门药,因为使用机会极少,前人没有留下充足的资料供研究,这些药证还处于空白阶段,有待后人进一步研究。

类 方

类方是方证的研究方法,即将方剂的组成类似或功用相近的处方归为一类,进一步求同存异寻找方证规律。类方作为一种研究思路,打破了此前的以六经来归类方证的传统,开辟了方证研究的新领域,属于方法论上的升级。

徐灵胎在类方研究方面做了很好的开局。他所著的《伤寒类方》分桂枝汤类、麻黄汤类、葛根汤类、柴胡汤类、栀子汤类、承气汤类、泻心汤类、白虎汤类、五苓散类、四逆汤类、理中汤类、杂法方类等 12 类。吉益东洞的《类聚方》也采取类方形式。后世许多《伤寒论》研究著作也采取这种思路，如左季云的《伤寒论类方汇参》、武简侯的《经方随证应用法》等。目前，类方成为方证研究归类的主流。

方　根

方根是由 2 ～ 3 味药构成的固定搭配，是构成其他处方的基础。比如桂枝、甘草属于方根，构成桂枝汤的单元。同时，方根有时本身就是一个小方，桂枝、甘草按照一定的比例合起来就是桂枝甘草汤。经方中的方根很多，如芍药甘草、干姜甘草、黄连黄芩、干姜细辛五味子、阿胶地黄、茯苓白术、枳实厚朴等。

方根是从单味药向处方的过渡形式，是不容忽视的中间环节，对于理解经方制方思路有重要帮助。一张处方可以有一个方根，也可以有多个方根。方根是处方的骨架，在此基础上添加其他药物构成方子，如同英文单词的构词法，在词根基础上添加前缀与后缀即可构成新的单词。可见，方根是分析处方结构的最佳入口。同时，方根又是处方的核心部分，反映处方的主治方向。

与药证、方证一样，方根也有方根证。如干姜细辛五味子证为咳嗽而痰液清稀或泡沫痰，茯苓桂枝证为气上冲或脐下悸。对此，黄煌先生所著的《张仲景50味药证》一书的每一味药的"仲景方根"部分有详细的论述，可以参考。

合　方

经方的使用有三种形式，即原方使用、加减化裁及合方。什么叫合方？《皇汉医学》说："所谓合方者，集合二方乃至数方内之共通药物与非共通药物而组成一方之方法也。若共通药物用量有多少者，以多量者为合方之用量。"说白了，合方就是 2 个以上的处方合在一起使用。

需要说明，"合方"是后世提出的概念，经方医学著作中没有明示。抛开剂量，单从药物组成的层面来说，《伤寒论》里的柴胡桂枝汤、桂枝二麻黄一汤、桂枝麻黄各半汤、桂枝二越婢一汤、桂枝去芍药加麻黄细辛附子汤等都具有合方的形式。但若考虑剂量因素，则罕有符合标准者。另外，合方必须同时有两个或多个方证，才可以合而用之，但上述的方剂并非如此，它们并不是方证的相合，而是有其独立的方证。

合方的形式比较多，《皇汉医学》中列举了大量的合方经验，主要集中在小柴胡汤、大柴胡汤、柴胡桂枝干姜汤等柴胡类方和桂枝茯苓丸、桃核承气汤及当归芍药散等血分证处方的合方，也有柴胡剂与半夏厚朴汤、苓桂术甘汤及五苓散的合方。后世医家也有用大建中汤与小建中汤合方，名曰中建中汤；以及猪苓汤与四物汤合方，麻黄细辛附子汤与芍药甘草汤合方，或小建中汤与人参汤的合方等经验。需要说明，如果是两张处方分日交替服用，并不出现交集，则不属于合方范畴。

一开始出现两个以上的方证而使用合方，这是合方的主要情况，但合方并不限于这一点。在使用单一处方治疗过程中，病情出现变化，也可以进行合方。再者，患者服用某一处方而引发不良反应，也可以使用合方来缓和。如使用甘草药方引起的水肿，可以合用五苓散来消除；使用含有地黄、阿胶、当归、川芎等处方导致胃部不适，可以合用人参汤来改善；使用麻黄类方导致失眠，可以考虑合用酸枣仁汤。这些都是合方灵活使用的情况。

合方拓宽了经方的使用范围，是后人对经典的进一步发挥。这些成熟的经验值得重视，但也要警惕合方的随意化倾向。毕竟，使用合方是一个严肃的临床问题，既要熟悉每个处方的使用范围，更要知道合方后药物之间新的关系。对于初学者而言，提倡先从原方使用开始，可以作适当的加减，最后再考虑合方。既不排斥，又不滥用，这才是正确的合方观。

更　方

更方，又叫转方，是服药后病情出现变化的方药调整。病情变化后，方药随之而变，也是"方与病相应者乃服之"的动态要求。《伤寒论》中虽然没有明确提出"更方"说法，但却有更方的实例。如"伤寒脉浮、自汗出、小便数、心烦、微恶寒、脚挛急，反与桂枝，欲攻其表，此误也。得之便厥、咽中干、烦躁吐逆者，作甘草干姜汤与之，以复其阳。若厥愈足温者，更作芍药甘草汤与之……"（29）先用甘草干姜汤，"厥愈足温"，病情已经有根本的变化，转用芍药甘草汤。

《金匮要略》痰饮病篇"青龙汤下已"之后的条文也是更方的描述。先由小青龙汤转为苓桂五味甘草汤治气冲；冲气低后，而反更咳，改为去桂加干姜细辛治咳满；咳满即止，有呕者，加半夏；呕止形肿，加杏仁；面热如醉，胃热上冲，加大黄。方随证转，用药丝丝入扣，正是转方的精髓所在。

"千方易得，一效难求"，一旦用方取效，通常采取守方不动的策略，这是针对病情稳定的状态而言的。如果病情有了变化，即使当前有效，也应该考虑更方。事实上，更方也恰恰体现了医者的临证应变功夫。

更方是极常见的临证现象。这就要求经方医生要有备份思维。开方后，要事先想到如果疗效不佳，又该优先选用什么处方？比如，患者为排尿淋沥不尽，初步考虑为肾气丸证，但服用肾气丸后出现胃部不适，被迫停止使用该处方。如果事先有预备，会很快想到给予清心莲子饮。该处方可视为肾气丸出现胃部不适的备用处方。经方医生平时多积累这样经验，在更方时会胸有成竹。如果进一步想到清心莲子饮疗效不佳，又该考虑什么处方？这样的思考便会逐渐形成自己的临床体系，经方医生也应该朝这个方向训练系统思维。

瞑　眩 ————————————————————————

瞑眩是服药后出现的症状加重或其他不适，属于负面性反应。反应缓解后，疾病通常减轻或豁然痊愈。尤其对于痼疾，瞑眩显得更加重要。古人有"若药不瞑眩，厥疾弗瘳"的说法，反映了当时人们对于瞑眩的重视。

经方没有明确提出"瞑眩"概念，但却有瞑眩的事实。如白术附子汤方后条文"三服都尽，其人如冒状，勿怪。即是术、附并走皮中，逐水气，未得除故耳"。乌头桂枝汤方后条文"其知者如醉状，得吐者为中病"。小柴胡汤的战汗，"必蒸蒸而振，却复发热汗出而解"也是瞑眩反应。

瞑眩有以下特点：其一，瞑眩是不适反应。正常情况下，服药后症状应该减轻或消失，但瞑眩反应却是症状加重，或出现其他新的不适表现。

其二，瞑眩往往呈现一过性，不会持续太长时间，一般不会超过一天便会自行消失。如果药后不适持续过久，要考虑到原来疾病在进展，或伴随其他疾病。其三，瞑眩的表现形式多样化，多为眩晕、胸闷、呕吐、泄下、腹痛、出血、分泌物或排泄物突然增多等表现。其四，瞑眩的出现具有不可知性。瞑眩是无法预料的，其发生与病情轻重、病程长短、患者体质强弱、患者敏感性、剂量大小等诸多因素有关。

总之，瞑眩是通过药物来激发患者体内自愈力，达到迅速扭转病势的目的，属于药后正常的排病反应。但临证必须排除药物的毒副作用，排除疾病的加重或增添新的疾病。瞑眩的判断要点是症状消失后，原有的疾病好转或治愈。如果白术附子汤三服都尽，其人如冒状次日不见好转，伴有心悸、舌麻等不适，则要警惕乌头碱中毒了。瞑眩是加速病愈的"催化剂"，但临证不可过分追求而加大剂量，应该抱有"可遇不可求"的态度对待，有瞑眩不喜，无瞑眩不盼。

六　经

《伤寒论》中有"三阴三阳"的辨证体系，朱肱将其解释为经络之病，首创"六经"之说，后人也将三阴三阳的辨证称为"六经辨证"。"三阴病"是指太阴病、少阴病及厥阴病，"三阳病"是指太阳病、少阳病及阳明病，其本质是疾病的六种病理状态，也是对方证的分类工具。

太阳病是阳病的起始阶段，"伤寒一日，太阳受之"（4）即是明示。《伤寒论》以"太阳之为病，脉浮，头项强痛而恶寒"（1）作为太阳病的提纲证，其本质为表热证，系外邪刺激使气血充盈于体表，治疗以发汗、解肌为主。患者体质有强弱，太阳病又进一步分为"中风""伤寒"两个常见类型。

"太阳病，发热，汗出，恶风，脉缓者，名为中风。"（2）

"太阳病，或已发热，或未发热，必恶寒，体痛，呕逆，脉阴阳俱紧者，名为伤寒。"（3）

中风是以容易汗出、脉势不急为特点，患者体质虚弱，对病邪的反应并不剧烈，选用桂枝汤来发汗。伤寒以恶寒、身体疼痛、脉势紧急为突出表现，患者体质多壮实，对外邪反应剧烈，选用麻黄汤、葛根汤来发汗。

阳明病是阳病表现最为明显的阶段，通常处于进展期。《伤寒论》以"阳明之为病，胃家实是也"（180）作为阳明病的提纲证。疾病从表入里，肌表的症状开始减退，但里热逐渐炽盛并向外发散，表现为身热、潮热、汗出、恶热等症状，通常波及消化道而出现腹满、腹痛、大便燥结，即为提纲证的"胃家实"。热势严重时，也会出现谵语等神志改变。阳明病的本质是里热实证。

后世将阳明病分为"阳明经证"与"阳明腑证"两个类型。前者为单纯的身热、汗出等表现，使用白虎汤来清解里热。当出现腹满、腹痛、大便燥结时，则称之为阳明腑证，使用承气汤来攻下，使里热从下而去。

阳明病通常由太阳病或少阳病传变而来，其中不乏误治因素，《伤寒论》谓之"太阳阳明"与"少阳阳明"。也有外邪直中阳明，谓之"正阳阳明"。阳明病为阳病的极端阶段，因此不再传变，但因为攻下过度也可以出现阴证。《伤寒论》阳明病篇云："脉浮而迟，表热里寒，下利清谷者，四逆汤主之。"（225）这一条应该就是攻下过度所致的阴证。

少阳病是阳病的第三种形式。《伤寒论》以"少阳之为病，口苦、咽干、目眩也"（263）作为少阳病的提纲证。小柴胡汤条文的"往来寒热，胸胁苦满，心烦喜呕，默默不欲饮食"（96）对少阳病也有重要的判断价值。"伤寒，脉弦细，头痛发热者，属少阳。"（265）因此，"脉弦细"也是少阳病的识别要点。

在《伤寒论》的编排次序中，少阳病排在三阳病最后，因此排除太阳病与阳明病即为少阳病。邪热离开太阳表位，但尚未进入阳明里位，逗留于半表半里之间，其本质为半表半里热证。少阳病通常处于病情迁延阶段，其病势较阳明病明显衰退。

少阳病通常由太阳病转变而来，"本太阳病不解，转入少阳者"（266）即是明示。而"伤寒，脉弦细，头痛发热者，属少阳"（265）则为原发于少阳者。少阳病在治疗上严禁发汗、催吐及攻下，以"和解法"为主，小柴胡汤及栀子豉汤是常用处方。

太阴病是阴病之初始，为寒证初盛于里的病证。《伤寒论》以"太阴之为病，腹满而吐，食不下，自利益甚，时腹自痛。若下之必胸下结硬"（273）作为太阴病的提纲证，可知胃肠功能障碍为主要表现。后世医家以脾胃虚寒作为太阴病的基本病机。呕吐、不能进食、下利，体液丢失而不能补充，在没有静脉补液的古代，这是相当危险的。因此，又有"死在太阴"的说法。

太阴病的成因有两个方面。

一是三阳病转化而来。如："伤寒三日，三阳为尽，三阴当受邪，其人反能食而不呕，此为三阴不受邪也。"（270）其中"三阳为尽，三阴当受邪"即是明示。三阳阶段得以治愈，则不会发展为太阴病。

阳病误下，病邪由表入里可致太阴病。如："本太阳病，医反下之，因尔腹满时痛者，属太阴也。桂枝加芍药汤主之，大实痛者桂枝加大黄汤主之。"（279）阳明病与太阴病互为表里，后世有"实则阳明，虚则太阴"

之说。因此，阳明病攻下太过，也可转为太阴病。

二是原发于太阴病，后世谓之"邪气直中太阴"。如："自利不渴者属太阴，以其藏有寒故也。当温之，宜服四逆辈。"（277）"其藏有寒"即是体质虚寒，为太阴之体，这是太阴直中的内在因素。

太阴病的本质为里虚寒证，因此使用温补方法治疗。"当温之，宜服四逆辈"（277）即是明确的治疗方针。四逆汤、理中汤为太阴病的主要处方。

少阴病是阴病的进一步发展。《伤寒论》以"少阴之为病，脉微细，但欲寐也"（281）作为少阴病的提纲证。与太阴病相比，少阴病在体力上出现衰惫，明显的倦怠感，精力不足而出现"但欲寐"；"脉微细"提示阳气不足而代谢低下，后背强烈的寒冷，四肢温度低下。太阴病则侧重于脾胃功能衰减，少阴病则着眼于整体状态的把握；太阴病为单纯的里证，少阴病则可涉及表位，因此也有表阴病之说。

少阴病可从太阴病发展而来。"自利不渴者属太阴。"（277）"少阴病，欲吐不吐，心烦但欲寐，五六日自利而渴，属少阴也。"（282）从"不渴"到"渴"即是病情的进一步发展。太阴病多"手足自温"，少阴病多有手足厥冷，也是病情发展的结果。

也有外邪直中少阴者。"少阴病，始得之，反发热脉沉者，麻黄细辛附子汤主之。"（301）"始得之"是排除来自他病。

三阳病误治也会转为少阴病。如"发汗，若下之，病仍不解，烦躁者，茯苓四逆汤主之。"（069）"伤寒，医下之，续得下利清谷不止，身疼痛者，急当救里；后身疼痛，清便自调者，急当救表。救里宜四逆汤，救表宜桂枝汤。"（091）这两条与误治有关。

后世将少阴病分为"少阴寒化证"与"少阴热化证"。前者表现恶寒、呕泻、四肢逆冷，脉微欲绝等，本质为心阳衰微，阴寒内盛。残阳浮于外者谓之"格阳"，上越头面谓之"戴阳"。治以回阳救逆，使用四逆汤等处方。后者表现为咽痛、舌红、心烦、不寐、脉数等。其本质为少阴病的变证，治以黄连阿胶汤。

少阴病有时表现为"真寒假热"，而非一派阴寒，此刻容易误诊为三阳证而使用汗、吐、下疗法，从而导致误治。一旦误治，带来的后果相当严重。这是分析少阴病需要注意的地方。

厥阴病为三阴病的最后阶段，《伤寒论》以"厥阴之为病，消渴，气上撞心，心中疼热，饥而不欲食，食则吐蛔，下之，利不止"（326）作为厥阴病的提纲证。可知，厥阴病有消化不良及腹泻。厥阴病为阴病之极端，疾病通常恶化。不过，古人认为阴阳相互转化，厥阴病有向阳病转化之势，可出现热证。

厥阴病可由太阴病、少阴病传变而来，也可外邪直中厥阴。阳病误治也可陷入厥阴。"厥"与"热"是厥阴病的显著特点，下利也是厥阴病的常见症状。厥又分为"热厥""寒厥""蛔厥"，下利又分为"热利""寒利"。其本质为寒热错杂，如上热下寒使用干姜黄连黄芩人参汤，蛔厥者用乌梅丸。

六经抛开了具体疾病的特殊性，从其反应的共性入手，把疾病的反应分为六种状态。既有"空间"上的病位，又有"时间"上的传变轨迹，有利于从整体上动态地把握疾病的发展变化，尤其适合进展快速的外感病。从宏观层面看，六经是阴阳在经方中的具体应用，是阴病与阳病的进一步细化，是古代朴素的疾病观与先进的方法论。

作为经方的重要范畴，六经得到了后世医家的高度重视，被提到"六经钤百病"的层面。同时，在六经内涵的阐释与临床应用方面也得到了广泛发挥，可谓各家有各家的六经。很显然，后世医家为六经赋予了更多的个性化色彩，与《伤寒论》的本意有所差异，这是学习六经部分需要注意的地方。

合 病

"合病"是病势盛而波及其他病位，二者在时间上有同步性。《伤寒论》中的合病有太阳与阳明合病，太阳与少阳合病，阳明与少阳合病及三阳合病等不同形式。

"太阳与阳明合病，必自下利，葛根汤主之。"（32）

"不下利，但呕者，葛根加半夏汤主之。"（33）

这是太阳病发展迅猛，波及阳明里位，出现下利、呕吐等太阳病所没有的症状，单纯的太阳病或阳明病均不会出现这些症状。条文省略了恶寒、发热、头项强痛等太阳病表现。

虽然同时出现太阳病与阳明病症状，但并不意味着二者症状全部出现，通常显示各自的部分症状。在治疗上，不是同时治疗二者，而是抓主要矛盾治疗太阳病。合病也不意味着需要合方，通常使用一个方子。

"太阳与少阳合病，自下利者，与黄芩汤。若呕者，黄芩加半夏生姜汤主之。"（172）

这是太阳病进展过快，很快到了少阳病阶段，但仍残留太阳病症状。本条除了自下利，还当有恶寒、头痛及口苦、咽干等症状。此时，疾病以少阳病为主要表现，少阳病禁止汗、吐、下治法，因此，治以清解少阳而非发汗治疗太阳。如果还盯着太阳病，就有些刻舟求剑了。

《伤寒论》中还有其他合病的条文，如："太阳与阳明合病，喘而胸满者，不可下，宜麻黄汤。"（36）"阳明少阳合病，必下利，脉滑而数者，有宿食也，宜大承气汤。"（256）"三阳合病，腹满身重，难以转侧，口不仁，面垢，谵语，遗尿，发汗则谵语甚，下之则额上生汗，手足逆冷，若自汗出者，白虎汤主之。"（219）这些条文不再一一分析。

并　病

"并病"不同于"合病"，《伤寒论》云："二阳并病，太阳初得病时，发其汗，汗先出不彻，因转属阳明，续自微汗出，不恶寒；若太阳病证不罢者，不可下，下之为逆。如此可发小汗……"（48）这是代表性条文。

奥田谦藏对并病的解释为："所谓的并病，通常只有一种，即二阳并病也。此病始于太阳之位，次及于阳明位。即其初，脉浮，头项强痛，恶寒，故可行发汗法。汗虽出而遍身不透彻，其表邪未全去，遂及于阳明之位。此种证候，特名谓二阳之并病。"（《伤寒论阶梯》）

可见，并病在时间上有先后，病势发展不似合病那样快，因而在治疗上也给医生留有充足的时间。一般遵循先急后缓与先表后里等原则。合病多使用一个处方，并病可使用合方，这也是二者的不同点。

坏　病

"坏病"首见于《伤寒论》太阳病篇。"太阳病三日，已发汗，若吐，若下，若温针，仍不解者，此为坏病。桂枝不中与之也。观其脉证，知犯何逆，随证治之。"（16）可知，此条坏病是太阳病用多种方法治疗，病情都没有改善的情况。

此条讲述很笼统，没有明确给出坏病的临床表现。从汗、吐、下、温针的治疗措施来看，坏病极有可能是不能进食且伴有重度脱水的状态。在没有静脉补液的时代，这种情况的确让医生束手无策。

可知，"坏病"不是一个独立的病名，而是经过各种治法后没有缓解的状态，与误治有关，但不一定都是误治引起，有的是疾病发展的结果。"坏病"失去了原有的典型性，夹杂了其他因素，给治疗带来很大挑战。

随证治之

随证治之出自《伤寒论》，"……此为坏病，桂枝不中与之也。观其脉证，知犯何逆，随证治之……"（16）此处是针对"坏病"而言的。但后世一直将"随证治之"作为重要的治疗原则。这里的"证"是诸如"柴胡证""桂枝证"之类的方证。"随"有从、顺之意。因此，"随证治之"就是顺从方证来治疗。

随证治之不同于随病治之。虽然，《伤寒论》分三阴三阳病，《金匮要略》也按照病名来编辑，但治疗的精神并没有着眼于病名。阳明病有大承气汤证，少阴病也可以使用大承气汤，病名不能成为使用大承气汤的依据，大承气汤证才是使用该方的唯一抓手。苓桂术甘汤、五苓散不仅用于外感病，更是痰饮病的常用方。在病名尚未出现时，治疗自然着眼于方证。

随证治之也不是对症治疗。虽然，《伤寒论》条文有"若渴者，去半夏，加栝楼根三两"之类的方后语，但这些属于临时性对症处置，是建立在方证前提上的化裁，并非治疗的主流。半夏、生姜均可止呕吐，但对于"食已即吐者"却使用大黄甘草汤，"水入则吐"的"水逆"则使用五苓散，二者丝毫看不到半夏、生姜的身影。可知，经方并非单纯的对症治疗。

将息及禁忌

《伤寒论》桂枝加葛根汤方后云："不须啜粥，余如桂枝法将息及禁忌。"将息，是调养、护理、休息、保养之意。禁忌，是因为摄养而需要避免服用某些食物或药物，以及从事某些活动等。桂枝汤方后的将息及禁忌内容最为详细，大致包括盖衣被保暖，啜服热稀粥以助发汗，不可大汗，不汗则缩短服药时间，以及禁忌生冷、黏滑、肉面、五辛、酒酪、臭恶等物。

其他处方也有相关说明。麻黄汤服药后也要求"覆取微似汗"。五苓散服后要多饮暖水。乌梅丸也要禁忌生冷、滑物及臭食。百合洗方忌盐腌的豆豉。瓜蒂散作为呕剂，亡血及虚家禁忌。侯氏黑散禁食一切鱼肉大蒜。另外，大青龙汤服后出汗多，用温粉扑之。白散服后不利，进热粥一杯；利过不止，进食冷粥一杯。服十枣汤"得快下利后，糜粥自养"。这些补救的措施也属于广义的将息范畴。

将息与禁忌在某些疾病中需要高度重视。如哮喘、荨麻疹等与过敏有关的疾病，需要避免刺激性食物。比如，某些动物蛋白因消化不完全，以多肽等大分子形式吸收入血，会引发变态反应。一些胃肠疾病还需要限制进食量，水肿病人严格限制钠盐摄入，高脂血症及高尿酸血症限制动物内脏。这些内容成为经方护理的重要组成部分，也应该本着"常须识此，勿令误也"的态度对待。将息还需要关注一些重点人群，如老人、儿童、孕妇、有基础性疾病者。因为体质的特殊性，在用药与护理方面需要格外谨慎，这也是将息的重点方向。

经方也很注重药液的温度，这也是将息的内容之一。诸如真武汤之类的温热药需要趁热服用，借助热力以温阳散寒。麻黄汤、大青龙汤之类的发汗解表剂也需要热服，热药可以促进血液循环而有助于发汗。

总之，作为服药后的注意事项，将息与禁忌是经方医学重要的治疗环节，不能只关注方药而忽视之。专业常常体现在细节中，将息及禁忌也是医患双方最容易出错的地方，医者临证时切不要忘了详细交代。

第五章

经方的诊断技术

经方的诊断技术包括望诊、问诊、闻诊及切诊。本章按此顺序进行概述，其中，切诊分为脉诊与腹诊两大部分。

望　诊

望诊是医生接触患者的第一步。从患者步入诊室的那一刻开始，望诊就已经开始了。同时，患者也开始对医生进行印象的打分，医患双方的接触始于望诊。许多有经验的老中医都非常重视望诊，有的从望诊的第一眼就大致得出方证的预判。古人将望诊列为四诊之首，并有"望而知之谓之神"的说法。

1. 望形体

望形体主要是观察患者的高矮胖瘦。一般而言，瘦长体型多有胃下垂，其人可有茯苓饮证或六君子汤证；瘦弱而屈曲缓行者多为慢性虚证，有用人参、地黄等类方的机会。体格壮实、肌肉坚紧者，可见于大柴胡汤证，其中，腹型肥胖可见于防风通圣散证；形体虽肥胖而肌肉松软者，可见黄芪桂枝五物汤证、防己黄芪汤证。

2. 望面色

相比于形体，面部属于近距离的望诊。面部望诊主要是面部颜色，《伤寒论》中就有许多面色的描述，如"面色反有热色者，未欲解也……"（23）"设面色缘缘正赤者，阳气怫郁在表，当解之熏之……"（48）"阳明病，面合色赤，不可攻之。必发热，色黄者，小便不利也。"（206）

常见的面色有面红、面黄、面青、面白等。面色红，多见于热证，如小柴胡汤证、白虎汤证；面部充血如醉酒状，见于三黄泻心汤证与黄连解毒汤证；面红如妆，呈粉红色，见于桂苓五味甘草汤证；瘀血上冲也会出现面色红，多伴有毛细血管充盈，见于桃核承气汤证、桂枝茯苓丸证。阴证出现虚阳上浮，也会见到面红，如通脉四逆汤证。面黄并见目黄、身黄者，为黄疸，见于茵陈蒿汤证、茵陈五苓散证等；面色萎黄无光泽，要考虑小建中汤证。面色青可见于剧烈疼痛、缺氧等。若为青灰色，要考虑心肺疾病之重症；面色发青，精神不佳，伴有疲倦、手足寒冷要考虑含有干姜、人参、附子等处方。面色白多见于虚劳，小建中汤证、桂枝加龙骨牡蛎汤证多有面色白。面色白还要考虑贫血，要考虑六君子汤证、补中益气汤证、十全大补汤证等；若其人有慢性失血，又有芎归胶艾汤证；面色白，身体肥胖松软，要考虑防己黄芪汤证。可见，面色对于方证有重要的提示作用。

3. 望神态

神态即精神状态，属于传统中医望神范畴。神情自若，言谈得体者大多病情较轻。精神萎靡不振多为虚证，人参、干姜、附子等使用机会较多。言语吞吐不清或滔滔不绝者，要考虑神经症，多选用柴胡类方。紧张兮兮，哭笑无常，情感色彩浓厚者要考虑甘麦大枣汤证。焦虑不安，疲劳感明显，要考虑加味逍遥散证。

眼神是精神状态的重要表现，能够传达出丰富的方证信息。如双目炯炯有神，见于甲状腺功能亢进症，需要考虑柴胡加龙骨牡蛎汤证、炙甘草汤证；双目眼球突出、喘息不止，见于越婢加半夏汤证；眼睑低垂，目无神采，眼神忧郁者见于半夏厚朴汤证；目露惊恐，坐卧不安者，考虑桂枝加龙骨牡蛎汤证、柴胡加龙骨牡蛎汤证。

4. 望舌

舌诊的临床价值也不容忽视。舌象对于某些方证的识别有重要参考，

《伤寒论》早有明示，如：

"太阳病，重发汗而复下之，不大便五六日，舌上燥而渴……大陷胸汤主之。"（137）

"伤寒，若吐若下后……舌上干燥而烦，欲饮水数升者，白虎加人参汤主之。"（168）

"阳明病，脉浮而紧……舌上胎者，栀子豉汤主之。"（221）

"阳明病，胁下硬满，不大便而呕，舌上白胎者，可与小柴胡汤……"（230）

后世也积累了宝贵经验，如半夏泻心汤证的舌苔多为腻苔，黄连汤证的舌象常苔白而罩黄，平胃散证的舌苔厚腻而白，苓桂术甘汤证可有水滑苔。当患者进食较少时，舌苔因咀嚼较少可能会增多。舌苔增多增厚者，通常提示患者食欲下降，进食减少。如慢性胃病者，饮食减少，也常出现较厚的舌苔。因此，舌苔是了解食欲的窗口。

舌苔明显减少且舌面干燥者，通常病程较长，属于虚证的表现，选用人参、麦冬、地黄等滋补处方的机会较多，尽量避免使用干姜、附子等燥热药。相比于舌苔，舌质的变化较慢。舌质红，多为热证，小柴胡汤证可见此舌象。舌质发青则为瘀血，桂枝茯苓丸证、桃核承气汤证可见。

舌象在急性热病中的变化更快，也更明显。单就舌苔来说，最初舌苔较少，其后舌苔白，然后开始发黄，随着热象加重而成焦黑苔。舌苔反映病邪的进展与津液代谢的变化过程。抽烟者的舌苔也常常较多，需要做相关鉴别。

5. 望咽喉

《伤寒论》与《金匮要略》关于咽喉的望诊不多，后世医家对此做了积极的补充。江阴名医夏奕钧先生擅长咽喉望诊，他的经验是：

"咽喉明显充血，红赤肿痛，多为外感风热，或内有郁热。咽痛不红，伴突然音哑不能发声者多为暴感风寒，寒邪直中少阴，或素体阳虚，太阳与少阴合病者。咽喉红赤如朱，多突然发生，或持续不淡而无痛感，伴有面颧时红、足冷不暖、烘热躁烦、脉来浮大重按无力等症，此为阴寒虚阳，仍然可用温药。"

夏先生认为咽喉诊在胃病中使用更有价值。"胃居中脘，脘痛多为胃病，若证见脘中胀痛，呕恶、脉滑、苔浊腻，且又咽喉红赤者，则湿浊外阻，热伏其间。此等证虽火热匿居，但往往为气滞或浊阻所蔽，证无可参，脉无可辨，唯有细察咽喉，红赤者即其本质，故能有助于认清证情，而为辨证上重要一环。"（夏奕钧 . 喉诊与临床 . 春申医萃——江阴市名老中医医著选编，江阴市中医学会主编，1991 内部刊印）

6. 望小腿

小腿处于人体的远端，反映肢体末端健康状况。小腿承受体重，也反映体格强弱与营养状态。相比于躯干来说，小腿更容易暴露，给诊察带来了便利。因此，小腿肌肉是否强健，皮肤是否粗糙，是否有肌肤甲错，是否存在静脉淤血，这些都是非常重要的诊断信息。

黄煌先生对望小腿有着丰富的经验。如小腿粗壮，肌肉结实，可用大柴胡汤、葛根汤等；小腿细弱，肌肉萎缩，多用薯蓣丸、炙甘草、小建中汤。皮肤干燥脱屑，若色暗，是桂枝茯苓丸证；若皮肤发黄，是当归证，方如当归芍药散、当归建中汤等；若皮肤薄，色白，是温经汤证、小建中汤证。小腿静脉曲张，多是桂枝茯苓丸证；皮肤溃疡久不愈合，多是黄芪桂枝五物汤证，也有桂枝茯苓丸证、桃核承气汤证。小腿浮肿，按之凹陷不起，是黄芪证，见于防己黄芪汤证；小腿浮肿，肤色暗黑，是芍药证。

小腿望诊还可以延伸到足部，黄煌先生的经验是，足底干燥开裂，或桂枝茯苓丸证，或四味健步汤证，或温经汤证；足底暗黑或暗红，是桂枝茯苓丸证；糖尿病人黄甲，是黄芪桂枝五物汤证。

望诊中，黄煌先生经常结合问诊及触诊。如小腿抽筋，是芍药甘草汤证，或桂枝茯苓丸证；下肢麻木不仁，是黄芪桂枝五物汤证；下肢冷，或四逆散证，或桂枝茯苓丸证，或当归四逆汤证。

总之，望小腿丰富了经方诊法的内容，对于经方的诊断有非常实用的价值，值得经方医生进一步探索并完善。

闻　诊

闻诊是通过听声音与闻气味来识别方证。相比于望诊，闻诊在经方中的使用机会不多。

听声音，主要包括听患者的咳嗽、喘息、呃逆、嗳气，以及言语的变化，声音的高低与节奏。心下部震水音与肠鸣音属于腹诊范畴。在具体应用方面，《金匮要略》的射干麻黄汤条文有"喉中水鸡声"的描述，即是闻诊的最好范例。后世也有许多听声音的经验，如对于咳嗽，听其干咳还是湿性咳嗽。初发的干咳要考虑麻黄类方，久病的干咳考虑含有麦冬、地黄等处方。咳嗽声音的强弱也是闻诊的内容。声音高调者多为实证，可选用小青龙汤；声音低弱者多为虚证，可选用苓甘五味姜辛夏杏汤。频繁呃逆考虑橘皮竹茹汤证；嗳气频作考虑茯苓饮证。就患者讲话的声音而言，谵语多为实证，考虑柴胡加龙骨牡蛎证等；郑声为虚证，考虑人参、附子剂。

听声音还包括借助听诊器获得的信息。肺部广泛哮鸣音提示支气管痉挛，可以考虑麻黄剂。肺底部湿啰音考虑心功能不全，考虑附子剂。肺部局限性固定性湿啰音考虑支气管扩张，有用清肺汤的机会。对此，经方还需要不断积累经验。

闻气味包括闻嗅患者分泌物与排泄物的气味，如痰液、呕吐物、脓汁、大小便、带下等。其中，臭味明显者多为实证，选用清热方药；臭味不明显者或为虚证，选用温补剂较多。闻气味还包括闻患者口腔及身体的气味。口臭明显者考虑黄连汤证，体臭明显者考虑越婢加术汤证。一般来说，经验丰富的经方医生会更加关注这些方面。

问　诊

问诊是对病史的采集过程，为下一步的检查及治疗做出必要的准备，是临床医生的重要基本功。对于经方医生来说，问诊是围绕方证展开的，包括方证的拟诊与鉴别诊断。这一点与传统中医的"十问歌"之类有所区别。同时，与西医学的问诊也大有不同。诸如汗出多少，手足是否发冷等对于方证的识别有重要意义，但西医学并不看重这些。在内容上，问诊主要包括围绕患者主诉的专项问诊、一般状况的问诊以及医者查体后的问诊。

围绕主诉问诊是以主诉来考虑相关方证。比如，患者主诉为呕吐，要询问呕吐物，如呕吐为黏液，考虑小半夏汤证可能；呕吐为水液，考虑五苓散证或茯苓饮证。询问呕吐的时间，如果进餐后很快呕吐，考虑大黄甘草汤证；进餐后很久呕吐，或"朝食暮吐"，考虑大半夏汤证。要询问呕吐的状态，如多次饮水一次性喷射呕出，考虑五苓散证。还要询问呕吐伴随症状，如伴有发热，考虑小柴胡汤证；伴有口渴，考虑五苓散证；伴有头痛，考虑吴茱萸汤证。呕吐之前伴有明显恶心者，多考虑半夏类方。

再如，患者主诉腹痛。询问腹痛的部位，在肚脐周围疼痛者，考虑小建中汤证或大建中汤证；下腹部疼痛考虑当归芍药散证；在髂窝部者，考虑桃核承气汤证或桂枝茯苓丸证；在剑突下者，考虑柴胡桂枝汤证或小陷胸汤证。腹痛程度一般者，考虑芍药类方；剧烈的绞痛要考虑大黄附子汤、乌梅丸等。伴有便秘者，要考虑桂枝加大黄汤证；伴有腹泻者，要考虑桂枝加芍药汤证、真武汤证等。

总之，针对主诉的问诊实质就是类证鉴别，是对相关方证进行的发散思维，也是形成初步诊断的关键环节。

一般状况的问诊包括饮食、大小便、睡眠、活动情况，既往病史、家族史，平素生活喜恶，是否容易出汗、容易疲劳，是否怕热或怕冷等，从中捕捉相关方证信息，以及体质特点。如患者食欲不振，提示有平胃散证、茯苓饮证、半夏泻心汤证、补中益气汤证等方证的可能。大便不成形或次数多，要考虑参苓白术散证、理中汤证。如果有睡眠障碍，有可能存在酸枣仁汤证、温胆汤证、桂枝加龙骨牡蛎汤证、甘麦大枣汤证等。

除了上述两种情况下的问诊，医者查体发现新情况后，为了进一步探索或验证也需要问诊。如发现患者面色红赤，询问是否有烘热感，以佐证苓桂五味甘草汤证。触及患者双手寒冷，考虑吴茱萸汤证，需要询问是否有偏头痛。腹诊触及少腹不仁，考虑肾气丸证，需要询问是否存在夜尿多、尿失禁，或排尿不畅等症状。触及脉数或脉结代，应该问一下患者当下是否有心悸，既往有没有早搏等心律失常病史。事实上，问诊与望诊、切诊是相互穿插进行的，四诊之间没有绝对的界限。

对既往病史的追溯也是问诊不可忽视的内容。诸如慢性病疗效不佳者，为了进一步了解病情，有必要询问既往用药史，重点了解前医的诊疗思路以及所用方药，从中得到借鉴而避免重蹈覆辙。对于有基础性疾病的患者，详细了解病史有助于提高用药的安全性。

问诊要有系统性思维，要注意症状的前后联系，沿着某一条"线"追问下去。如患者小便多，需要询问饮水情况，口渴与否。患者诉喝水多，需要询问是否因口渴而索饮，抑或是习惯性饮水或有喝茶嗜好。同时，询问是否存在小便同时增多，或者出汗增多。向上追问来路，向下追问后果。

针对方证的问诊要着眼于关键细节，避免问的琐碎。比如，患者诉说头晕，为进一步印证苓桂术甘汤证，根据条文"起则头眩"的指示，询问患者头晕是否与体位改变有关，或转动颈部而加重。至于头晕的其他表现，并不是该方证的关键细节，不必花费太多时间。我们知道，一些疾病的典型发作通常在院外出现，来诊时则处于缓解阶段。对于这类疾病，询问发作时的细节显得尤其重要。

衡量问诊质量的标准之一是能否问出高价值信息。比如，患者诉说夜尿多，结合其他资料拟诊为甘姜苓术汤证。再进一步询问，得知患者夜间口干，经常要饮水滋润口腔，且晚餐喜欢喝稀粥。真相大白，患者夜尿多属于生活习惯与被动饮水所致，不是真正的夜尿多。通过仔细问诊，推翻之前方证，避免了误诊。那些对方证的支撑或否定起到有力证据的信息就是高价值的。

问诊讲究沟通艺术，基于良好的医患沟通氛围，才能达到预期的问诊效果。营造这个氛围需要医患双方一起努力。医者还需要有一定的察言观色能力，知道有些问题不能深入询问，适时使用开放式提问与闭合式提问，做到收放自如。更需要有倾听的耐心与及时的反馈，共情是必不可少的环节。既要关注患者的肢体语言，也要使用自己的动作以帮助患者理解问话。最后，更不要忘了给问诊"留白"，将发言的主动权交给患者。"我还有哪些没有问到的？""您关于健康与病情，还有什么需要对我说的？"无疑，这将带给问诊完美的收官。

脉　诊

经方非常重视脉诊，但脉诊技术层面的专著很多，因而本书不去重复前人的经验，而是从另外视角来阐述脉诊，让读者从宏观层面认识经方的脉诊。

1. 经方应用脉诊的本质

脉诊最初为什么被引进经方？这是值得深入思考的问题。《伤寒论》那些以"发汗""下之后"等开头的条文，基本上属于经方的原始条文，通过这些条文，我们还原经方应用脉诊的最初想法。我们知道，在初始阶段，经方的治疗手段并不多，主要还是汗、吐、下之类的攻击疗法。在使用这些方法时，一开始也存在滥用，出现了许多失败的案例。古人开始总结经验，发现患者的体质有强弱之别，不是每个人都能经得起这些峻猛疗法的。在这种情况下，借用脉之表现来判断人体虚实状态。

"师曰：夫脉当取太过不及……"（九·一）这应该是诊脉的原始目的。当患者的脉象"太过"，则意味着经得起攻击疗法，"不及"则需要慎重对待。从宏观层面来看，脉象反映的最基本东西就是气血之"盈缩"，指导汗、吐、下的应用是其使命所在。随着经方的不断发展，脉诊的应用也逐渐扩大，涉及更多的诊疗环节，比如方证的鉴别、病情进展的分析、预后的判断，以及治疗的指导等。

2.经方脉诊的特点

在《伤寒论》《金匮要略》中，不是所有的条文都有脉象。对于那些有症状却没有脉象的方证条文，不排除有一些是省略了脉象。但如果一概归为省略，则难以服人。那么，对于没有脉象的条文，又传达出什么信息呢？

第一点，脉象没有发生明显改变。有些疾病局限于某一部位，没有引起全身性改变，对脉象的影响也不大。这种情况下，脉象没有特异性，自然不具备辨证的参考价值，是没有临床意义的。因此，条文没有将其吸收进来。事实上，也只有脉象发生了明显改变，才有被参考的可能，这是脉诊的前提。

第二点，脉象的确发生了改变，但目前的症状或症候群足以明确方证，不需要脉象参与进来。也就是说，此刻的脉象属于多余信息，因而条文也不录用。比如："发汗过多，其人叉手自冒心，心下悸欲得按者，桂枝甘草汤主之。"（64）本条"心下悸"的表现较为剧烈，其人应该有心动过速，反映在脉象上自然为"脉数"。但此刻的"脉数"对桂枝甘草汤证的价值要远远小于"叉手自冒心"，而且"叉手自冒心"足以明确桂枝甘草汤证，这种情况下，古人自然放弃了"脉数"。

第三点，脉象变化形式多样，并不拘一。因此，脉象此刻参考价值不大。疾病复杂时，影响脉象的因素比较多，导致脉象在个体上差异较大。此刻，条文也会忽略脉象。

由此不难看出经方脉诊的特点，即不要追求所有的疾病都有相应的脉象。可以说，对于脉诊，经方抱有宁缺毋滥的态度和若非必要勿用的理念。由此可以看出，脉诊在经方中并没有被赋予太高的地位，只是起着辅助性作用。在这方面，与后世有着迥然的区别。《辅行诀脏腑用药法要》的条文也很少提到脉象，提示脉象并不是必不可少的要素。

那么，哪些情况容易导致脉象的改变呢？诸如能够引起脉管充盈与收缩，导致心率增加与减慢或不齐的疾病，容易引发脉象改变。具体而言，发热可以导致心率增加以及脉管扩张，表现为脉数与脉浮；发汗、呕吐、下利或攻下可以导致津液丢失而致脉管收缩，表现为脉沉或脉微。其他如剧烈疼痛、水气病、痰饮病等也容易造成脉象异常，从《伤寒论》《金匮要略》相关部分的条文也可以看出这种倾向性。

当我们需要参考脉象时，不妨多问两句：患者目前的脉象发生明显改变了吗？当下拟诊的方证，需要参考脉象吗？如果答案有一个是否定的，则没有借用脉象的必要。这也应该是经方朴素的脉诊观，也是符合临床实际的。

3. 脉诊在辨方证中的应用

脉诊在经方中有诸多应用，其中方证是重要的领域。我们从几种常见脉象着手，举例阐述脉诊的大致应用。

（1）脉浮：通常见于表证，是气血趋于表位，有向外冲动之势，多见于麻黄汤证、桂枝汤证、大青龙汤证等。

"今脉浮，故在外，当须解外则愈，宜桂枝汤。"（45）

"脉浮者，病在表，可发汗，宜麻黄汤。"（51）

"太阳中风，脉浮紧，发热恶寒，身疼痛，不汗出而烦躁者，大青龙汤主之。"（38）

（2）脉沉：通常见于里证，为气血趋向于里位，有向内收缩之势，常见于麻黄细辛附子汤证、附子汤证、四逆汤证。

"少阴病，始得之，反发热脉沉者，麻黄细辛附子汤主之。"（301）

"少阴病，身体痛，手足寒，骨节痛，脉沉者，附子汤主之。"（305）

"少阴病，脉沉者，急温之，宜四逆汤。"（323）

（3）脉数：通常为发热，如"病人脉数，数为热……"（122）这在热性病中尤其明显。在表证中，脉数为表热，可见于麻黄汤证、桂枝汤证、五苓散证等。

"脉浮而数者，可发汗，宜麻黄汤。"（52）

"伤寒发汗已解，半日许复烦，脉浮数者，可更发汗，宜桂枝汤。"（57）

"发汗已，脉浮数，烦渴者，五苓散主之。"（72）

上述三条脉浮提示表证，数为热证。不同的是，麻黄汤证为无汗，桂枝汤证及五苓散证为汗出。汗出虽有不同，但其表热证则是一致的。

（4）脉迟：与脉数相反，为寒证，如"脉迟为寒"（333）。脉迟见于桂枝加芍药生姜各一两人参三两新加汤证、四逆汤证、栝楼桂枝汤证等。

"发汗后，身疼痛，脉沉迟者，桂枝加芍药生姜各一两人参三两新加汤主之。"（62）

"脉浮而迟，表热里寒，下利清谷者，四逆汤主之。"（225）

"太阳病，其证备，身体强几几然，脉反沉迟，此为痉，栝楼桂枝汤主之。"（二·十）

脉数与脉迟不是主要脉象，通常伴随浮沉出现，这是需要注意的地方。

（5）脉大：指脉体幅度大，但脉管内未必充盈。脉大通常表示虚证，如："寸口脉浮而大，浮为风，大为虚……"（30）"男子平人，脉大为劳。"（六·三）脉大见于桂枝汤证、白虎汤加人参证、越婢加半夏汤证等。

"服桂枝汤，大汗出，脉洪大者，与桂枝汤，如前法。若形似疟，一

日再发者，汗出必解，宜桂枝二麻黄一汤。"（25）

"服桂枝汤，大汗出后，大烦渴不解，脉洪大者，白虎加人参汤主之。"（26）

"咳而上气，此为肺胀。其人喘，目如脱状，脉浮大者，越婢加半夏汤主之。"（七·十三）

（6）脉细：指脉搏幅度小，甚者如线。脉细为虚证，如："下之后，复发汗，必振寒，脉微细。所以然者，以内外俱虚故也。"（60）热病出现脉细，往往为病邪衰减乃至病愈之兆，如："太阳病，十日已去，脉浮细而嗜卧者，外已解也……"（37）

另外，《伤寒论》有"脉小"之描述，如："伤寒三日，少阳脉小者，欲已也……"（271）《中医诊疗要览》说："细与小同，通用。"脉细见于当归四逆汤证。

"手足厥寒，脉细欲绝者，当归四逆汤主之。"（351）

（7）脉滑：指脉行流利，应指饱满，反映了脉的充盈度。滑为里热表现，见于小陷胸汤证、白虎汤证、小承气汤证、大承气汤证等。

"小结胸病，正在心下，按之则痛，脉浮滑者，小陷胸汤主之。"（138）

"伤寒，脉浮滑，此以表有热里有寒，白虎汤主之。"（176）

"阳明病，谵语，发潮热，脉滑而疾者，小承气汤主之。"（214）

"伤寒，脉滑而厥者，里有热，白虎汤主之。"（350）

"脉滑而数者，有宿食也，当下之，宜大承气汤。"（256）

4. 经方脉诊的其他问题

（1）脉象有时效性特点：一些发作性疾病，在其发作阶段会出现典型的脉象，一旦病情缓解，脉象可以趋于平常状态。如《汉方诊疗三十年》

中载大塚敬节诊治胆石症的经验，有关脉诊时的描述为："我默默地诊了一会儿脉，强烈的疼痛不时发作，这时脉也变得弦紧。疼痛有所缓解时脉大，疼痛加剧时脉变得弦紧。"令人困惑的是，患者来诊时未必就是疾病的发作期。在诊室里，病情缓解了，此刻的脉象还有参考价值吗？这通常是脉诊的尴尬之处。

（2）脉证不一致是常见的现象：通常症候群的辨证价值大于脉象。因此，脉证相左时，选择的天平应该偏向症候群。同时，在舍脉之前还需要对脉象进行分析，寻找引发这种脉象的其他因素，不能一舍了之。通常，脉证不符的现象出现在复杂的病证中，如真假寒热、真假虚实。当然，极端的情况下，也有凭借脉象推翻由症候群得出的结论。不论哪种情况，脉证不符均需要仔细甄别，权衡双方的"含金量"。

（3）双侧脉象不同如何取舍：为了进行对比，可以双侧同时诊脉。如果双侧得出不同结果，甚至是截然相反的脉象，又该如何取舍呢？《中医临证处方入门》中在谈到阑尾炎的脉诊时，龙野一雄这样说："在临床上极易发生错误者，是右手脉的紧张强，左手脉反而弱时。由于回盲部（即右侧下腹部）有紧张性的变化，故右手的脉紧……因为左手的脉弱是表示这个患者的体质为虚，即使局部有实的变化，体质性的虚脉如不变为紧脉，仍需作为虚脉处理……"双侧脉象不一致也非罕见，龙野一雄的经验为处理这一问题提供了很好的示范。

（4）诊脉还需要关注患者既往病史等：有心血管疾病者可以出现脉象异常，诸如心肌炎后遗症可以出现脉结代；安装心脏起搏器者脉率固定，即使发热也不会出现脉数；多发性大动脉炎可以表现为无脉症。诊脉时，需要将这些因素考虑进来，区分哪些脉象是原本固有的，哪些才是当前疾病引发的。注意结合年龄、职业、体质等因素来分析，还需要排除饮食、精神紧张等因素的干扰。如此，才可以做到脉理求真。

脉诊毕竟是主观感受极强的诊断方法，受医生临证时精神状态的影响。"心中了了，指下难明"道出了诊脉者的苦闷。尽可能客观化，尽可能回归技术面，避免滑向艺术的一侧，成为一种摆设或赢得患者信任的道具，那样的脉诊不是经方的追求！

腹　诊

腹诊是通过触诊腹部为主，结合望诊、闻诊及问诊进行的腹部诊察技术，目的是寻找腹证，以指导选方与用药。所谓的腹证是腹部的异常表现，对选择处方起到非常重要的作用。因此，腹诊的技术受到经方医生的高度重视。

1. 腹诊的实用价值

腹诊的内容占据了《伤寒论》《金匮要略》的相当大篇幅，是经方典籍中非常高光的部分，不仅是经方诊断技术的特色，也是经方的优势之一，具有极大的实用价值。

（1）用来判断疾病的虚实：腹力是否充实，体现患者的营养状况、体质强弱，以及患者对疾病的反应力度。腹力充实有弹性，按之有抵抗，或痛甚，手不可近者，为实。腹部按之柔软，或按之似痛、重按之却不痛者，或腹痛喜按为虚。可以说，腹诊是判断虚实最为直观的检查项目。

（2）判断方证的重要手段：单纯凭借望、闻、问之一是不容易得出具体方证的，但腹诊却可以指导选方。根据某一腹证而直接决定使用某方，这是腹诊与其他诊断方法的不同之处，也是经方医生重视腹诊的重要原因。这方面在《伤寒论》《金匮要略》中有许多体现，后世也有较好的事例。《中国腹诊》（王琦主编）中载治一女性患者，47 岁，腿肿反复发作 1 年余，伴面部浮肿、眼睛发胀，无腰痛及大小便异常，曾在多处医院诊治过，均未好转。腹诊发现腹直肌紧张，右胁下出现胸胁苦满征，判断为四逆散腹证，使用四逆散 3 剂后腹证消失，腿肿也奇迹般地消失，随访半年，未再复发。这是以腹诊判断方证的典型案例。

（3）用方加减化裁的重要参考：经方运用既有原则性，又有灵活性。比如，后世使用半夏泻心汤治疗心下痞，有人加用茯苓。加用茯苓的依据不仅是患者有心下悸、小便不利等症状，在腹证上也可以有客观的依据。当患者同时伴有心下振水声，提示心下有痰饮，由此加用茯苓来驱逐痰饮。

《伤寒论》中，单凭某一症状或单凭某一脉象就决定某一方证的情况很少，但仅仅依据某一腹证而确定方证的情况却很多。因此，在辨方证的过程中，腹证是重要的"路标"，腹诊也成为诸多诊法中极具特色的诊断技术，被后世医家高度重视，乃至被推崇到"腹诊优先"的高度。

2. 腹诊的操作要求

腹诊是技术性极强的诊断方法，在操作上有着很高的要求，大致包括以下几个方面：

（1）熟悉诊腹的部位：腹诊的诊察部位包括胸胁部、心中、心下部、腹部、少腹部。胸廓之内，膈肌之上为胸，但特指前面与侧面，不包括后背。胸中，恐为胸骨后部分，为纵隔范围。胁，当为侧胸部。胁下，是指左上腹或右上腹。胸下，是指全部上腹部。心不是指具体器官，而是部位名词，相当于剑突内部位。剑突，俗语又叫"挂心桶"。心下部大致范围是以剑突下为顶点，以左右锁骨中线与肋弓交点为另外两个点，三者围成的三角形区域即为"心下"。腹部大致为两肋下缘连线至两髂上缘连线之间所属区域，以脐为其中心。腹部范围最广泛，又可以进一步细分，如脐中、脐旁、脐下等。少腹部是两髂上缘连线以下至耻骨联合以上部位，包括左右腹股沟以上区域。

（2）熟悉腹证的属性：经方腹证由部位与属性两个方面构成。属性就是指异常表现的类型，大致分为痛、满、痞、胀、急、硬、结、支等，它们之间可以独立表现，也可并列出现。这些属性与具体部位相结合，构成有诊断意义的腹证，如胸胁苦满、胸胁支满、心下痞硬、心下痞坚、心下支结、腹满、脐下悸、少腹拘急、少腹急结、少腹肿痞等。

（3）全面与重点相结合：腹诊时要着眼于整个胸腹部，对形态有个大概了解，诸如腹部膨隆或凹陷、上腹角的宽窄、腹力的强弱及腹壁厚薄。然后寻找局部的异常，发现突出的征象。同时，要把局部体征与整体概括结合起来分析。比如，全腹膨满但按压无明显抵抗，多数属于虚证，要考虑厚朴生姜半夏甘草人参汤证。若有局部压痛，或局部抵抗明显，则要考虑实证，有使用承气汤的可能。

（4）做好诊腹前的准备工作：包括患者、医者与环境等方面，以及相关的检查工具。需要安静温馨的诊察环境，包括独立的单元区域、屏风、检查床、充足的光线、合适的环境温度，以及必要的卫生设施。要有相关的文字表示，对患者进行必要的诊察告知。不仅要考虑到诊察的需要，同时也要保护患者的隐私。诊察时，不应该有太多的侍诊或围观者。良好的环境还体现人文的关怀，对构建和谐的医患关系有着重要的意义。

患者取仰卧位，保持放松状态。平卧后，将衣服尽量解开，充分暴露胸腹部。枕头适中，伸直两下肢，上肢则放在两胁或轻轻地交叉于胸前，不可用力。诊察心下部与胁肋部时，可以采取坐位。过饥过饱均不适合腹诊，要询问患者刻下是餐后，还是空腹。诊察振水音至少 2 小时内无进食或进水的情况下才可以。诊察前患者应排泄大小便。医者位于患者的左侧，而用右手诊察，这是普通的诊法，但亦可位于右侧诊察。欲诊察少腹急结时，则以右侧的位置较佳。做好手卫生，并保持手部温暖，避免寒冷刺激腹壁导致腹肌挛缩。医者可以采取立位，也可以采取坐位。坐位时，面对面坐于患者下方，医者的膝部与患者手臂并排，然后手掌放于患者胸上。

3. 腹诊的常用手法

腹诊涉及皮肤、肌肉及内脏三个层次。其手法包括手掌按压法、三指深探法、二指触摸法、捏提法、擦法、叩诊法及器械检查法。其中，使用最多的是手掌按压法、三指深探法。

（1）手掌按压法：是以掌面置于胸腹，手指微翘徐徐摩动或按压，主要用于诊察胸壁及腹壁皮肤、腹力、腹腔内的异常征象。腹壁皮肤的重点是皮肤温度、湿度、光滑度。白虎汤证的皮肤温度要高，手掌有灼热感。"尊荣人""失精家"皮肤多有潮湿。瘀血腹证的皮肤有粗糙感。如果腹力异常，还要明确是全腹部的，还是局部的异常，同时要给予量化分级。腹腔内的诊察重点是大动脉搏动，如心下悸、脐下悸，以及水液的波动感。

手掌按压法的重点是腹力。腹力即腹壁的张力，是医生所感觉到的患者腹壁的软硬，在一定程度上代表了全身的紧张度。腹力可按 5 级分类：腹软、偏软、中等、偏硬、硬。全部腹壁松软，如按棉花，感觉不到腹直肌的张力，为软；能感到腹直肌的一般弹性，为偏软；腹壁按之有力，腹直肌的弹性相当于正常人，谓之中等；腹壁张力较强，腹直肌紧张，为偏硬；腹直肌高度紧张，甚至呈板状腹，为硬。腹力需要结合腹满、腹痛来考虑虚实。腹满，如腹力弱为虚证，腹力强为实证。腹力也要结合腹部底力，如腹壁虽硬但无底力者属虚证，腹壁虽软但有底力者为实证。腹壁皮肤菲薄缺乏弹力，能够被手指提捏起来者，为虚证；腹壁脂肪肥厚，弹力十足，皮肤不能被提捏起来者，为实证。

（2）三指深探法：是食指、中指、无名指三指进行深部触诊，用于诊察胸胁苦满、心下痞硬、少腹硬满、腹部底力、腹腔内肿痞、腹部压痛。要遵循从上到下的顺序，由浅到深的节奏，先轻后重的力度。边按压边体会有无抵抗感，询问患者是否有疼痛。根据按压的力度以判断疼痛的轻重程度，轻微用力按压即感到疼痛为重度的压痛，中等力量的下压出现疼痛为中度的压痛，重度按压出现疼痛为轻度的压痛。在腹主动脉附近还要体会其搏动的强弱。对于肥胖者和腹壁异常紧张者，按压时单用右手不容易触到深部，可将左手置于右手之上，左手用力按压，右手不用力，容易探知深部状况。

（3）二指触摸法：是用食指与中指对范围小的区域进行触摸，用于诊察悸动、正中芯以及瘀血证的条索状物。微小区域，如肚脐周围可以单指诊察。

（4）捏提法：是以拇指与食指捏起皮肤并上提，以诊察腹壁皮肤厚度的方法，以此判断虚实与营养状况。腹壁菲薄者，能用指头捏提起皮肤，厚者则不可捏提起；前者属虚，后者属实。

（5）擦法：是先使患者伸展两下肢，医者摆齐食指、中指、无名指，将指头一直接触腹壁，快速而好像摩擦似地从脐旁斜向左侧髂骨窝移动。该法用于少腹急结的诊察。在诊察过程中，患者诉说疼痛，甚至屈膝叫喊即为少腹急结。

（6）叩诊法：分直接叩与间接叩。其中左手指贴在胸壁或腹壁，右手中指叩击左手中指，为间接叩。诊察叩诊的声音，是切诊与闻诊的结合。

（7）推法：是用除拇指外的四指按于腹壁，向前向下推腹肌，用于诊察振水音及探测肿块的移动度。

（8）器械检查法：是借助其他工具进行诊察。如"少腹不仁"即属于知觉减退时，可用羽毛或毛笔等对局部进行刺激，并询问患者的感觉。

4.腹诊的注意事项

（1）先整体后局部，不要遗漏任何部位：既要有大局观，又要有重点。当某部位异常超出所属范围，要想到其他的腹证。既然过界了，就要考虑其他类型的腹证。如心下痞满达到肚脐周围，应该判断为腹满。

（2）注意四诊并用：要边诊边察，观察患者的反应，如皱眉、叫喊、拒按、以手拨开医者的手等；边诊边问，问患者的感觉，是疼痛，是胀闷，是舒适；边诊边闻，听腹部是否有雷鸣声、振水音。要把患者的诉说与检查结合起来分析，比如，患者诉说上腹部剑突下有堵塞感，食欲差，进食后食物下行不畅，医者按压上腹部患者感到疼痛，或上腹部有抵抗感，此为心下痞硬；如果没有这些客观表现，仅仅是主观不适，剑突下按压松软，则为心下痞。也就是说，心下痞是单纯的主观感觉，心下痞硬则是兼夹客观检查的异常。

（3）注意边诊察边比较：上下比较，如脐下不仁以脐为界，用手掌按压脐上与脐下，反复比较上下两部分的腹力，脐下腹力明显弱于脐上，为脐下不仁阳性；左右比较，如瘀血证的少腹急结多出现于左下腹；局部与整体比较，如肝腹水患者整体为虚，但脾大而硬，局部为实。

（4）患者要充分放松：患者充分放松能够减少假阳性腹证。当精神紧张时，腹直肌痉挛容易出现假阳性的心下痞硬、胸胁苦满或腹皮拘急，甚至无法听取振水音，可以先使患者伸直下肢先行一次腹诊后，再使患者弯曲膝关节，令其腹肌松弛后再进行二次腹诊。对于女性、儿童等敏感的患者，按压时用力过轻或用指头按压时容易引起酥痒的感觉，诱发腹肌紧张而影响下一步检查。

（5）按压等手法力度要适中：患者有强弱肥瘦之别，对疼痛的敏感性也有差异。对于腹壁肥厚者，做深度按压时，用力可以适当加大。对于腹壁菲薄者，用力则不可过大，以免出现假阳性的腹证。同时，用力过大也会造成患者身体不适，影响下一步检查的配合。应该选择适中体型者的腹壁形态作为参照物，由此决定腹诊手法的力度。

（6）综合分析诊断：诊腹应结合患者主诉、性别、体质、年龄、职业、病邪诸多因素综合分析。如老人、虚弱者，腹壁柔软时应着重检查心下部振水音。虚弱者，便秘时可以摸到粪块，不可误诊为癥瘕。腹满，若为生育期妇女需要排除妊娠，若为老年人要注意排除腹部肿瘤。诊后要给予综合评估，如有不确定者，让患者休息后重新诊察。

5. 腹诊的认识误区

误区一，诊腹术就是腹部切诊。

不否认诊腹术是以腹部切诊为主，但在操作中，医者还要用眼观察整个腹部形态，同时聆听腹部的响声，询问患者的不适。因此，诊腹术是一种整合了望、闻、问、切诊等多种手段的综合技术。"腹中雷鸣"即含有闻诊。广义的腹诊还包括胸部，实质是对整个躯干部前面及两侧面的诊察。虽然是局部诊断，但诊腹术却是经方医学最具特色的诊断技术，不仅内科病、妇科病使用诊腹术，其他如外科、儿科、五官科等疾病均应该进行诊腹。

误区二，诊腹术是客观诊察技术。

诊腹既有医者客观的发现，又有患者主观的感觉。属自觉症状者，问之可知；属他觉体征者，望、切乃得。对于那些仅有患者主观感觉不适，但没有医者客观异常发现的，也属于诊腹内容。比如"心下痞"，仅仅是患者剑突下的胀满感，医者按压局部表现为软而无抵抗；若存在抵抗或压痛，则属于"心下痞硬"了。

误区三，诊腹术与西医学腹部触诊类似。

诊腹术是在远古时代产生的，不是诊察实体脏腑，古人的解剖学还没有达到洞察脏腑的程度。对于经方医学来说，胸腹腔内无疑就是"黑箱"。诊腹术不是了解具体脏器的实质病变，而是寻找全身疾病在胸腹部的"投影"，其原理包括内脏－体壁反射，即内脏疾病通过相应的脊髓节段反映到某些区域的腹壁，出现皮肤、皮下组织及腹部肌肉的异常改变。腹诊时，患者的姿势也与西医学体检规定不同，患者一般采取下肢伸直，双上肢平放于身体两侧的姿势，医者通常站立在患者左侧，而西医学则要求下肢屈曲，医者站在患者右侧。

误区四，一个患者只有一个腹证。

腹证，作为一个症状或者体征，一个患者身上可以同时存在 2 个乃至 3 个腹证，如心下痞硬与胸胁苦满同时存在。也可以是某一个表现突出，而其他处于潜在状态，如以心下痞硬为主，同时伴有正中芯。在临证中需要结合患者的主诉区别对待，明确当下优先重视的腹证。

误区五，方证必备腹证。

认为每一张经方都必须有与之对应的腹证存在，这是机械主义的表现。事实上，不是每一个患者都有腹证存在，自然也不是每一方证都要求见到腹证，有的经方是以脉作为使用证据，有的则以症候群作为使用指征。腹证的形成需要一定的条件，当疾病的发展没有给予这些条件时，腹证是不可能出现的。此外，对于外感病而言，腹证的敏感性不及脉。相反，杂病中诊腹要比诊脉更有价值。因此，重视腹证但不拘于腹证，腹证优先但不唯一，才是正确的诊腹观。

误区六，腹证是一成不变的。

诚然，腹证的形成有时需要较长的时间，但不代表永远如此。病愈时，腹证消失；体力下降，病情恶化时腹证也会消失。当腹证形成的条件再次具备时，腹证又会重新出现。因此，腹证是可逆的。明了腹证的变化性，对于指导临证有着积极的意义。当患者的症状缓解，医者不要忘了重新诊腹，了解腹证的前后变化。

误区七，瘀血腹证的压痛点即瘀血部位。

瘀血的压痛点有的与病变部位有关系，提示压痛处即瘀血所在，此刻疼痛的程度可能与瘀血程度成正比。但并非所有的压痛点都与瘀血有关，此刻疼痛的程度与瘀血轻重没有关系。虽然是痛者不通，但痛之所在并非血之所瘀之处。

人们通常认为腹证就是局部病变的表现，诸如胸胁苦满为肝胆疾病，或存在肝功能异常。事实上，腹证是内脏疾病的体表反射，既可以是局部脏器的反射，也可以是邻近脏器病变所致。我们知道，胆囊疾病的疼痛可以向后背放射，肺炎波及膈胸膜可以出现上腹部疼痛。腹证不应该认为就是局部病变的表现。

误区八，腹证的虚实就是整体病证的虚实。

腹证毕竟还是局部证，有时与整体状态不一致。比如，心衰患者整体虚弱，但腹诊依然可以见到心下痞坚的表现，这是局部的实证与整体的虚证并见，属于虚实夹杂证。但如果腹诊的表现为虚，整体表现很少有实的。患者有巨大肿瘤，或严重腹水存在，腹力强度特别高，但不能仅仅据此判断为实证，要结合整体状况来下结论。因此，在决定治疗措施时，务必要考虑到整体状况，避免一叶障目不见森林。

第六章

经方与时方的比较

经方是经方医学的简称，来源于古老的《伤寒论》《金匮要略》，与之相对应的是以《黄帝内经》为代表的医经体系，由此指导创制的方剂为时方，其中宋元以后的方剂占据主体。近代医生师承授受的常规方、流行方、通套方也属于时方范畴。经方与时方之间有着显著的差异。本章对经方与时方进行比较，以厘清经方与时方的界限，让学员对经方有一个更清晰的认识。

临证思维方式的不同

经方的临证思维以方证相应为主，本着"有是证用是方"的指导原则进行诊疗。"方证"是医者整个临证过程的终极追寻目标。"方证"是"方"与"证"的结合体，此"方"是此"证"的对之方，此"证"是此"方"的治疗适应证。因此，找到方证即是方随证出，看到了方证就知道该用什么方。将"证"与"方"直接挂钩，体现了方证相应思维下诊疗过程的快捷性与简洁性。同时，经方更看重用方证据的客观性。方证就在那里，要么看出来，要么看错了。只要是典型的小柴胡汤证，不同的经方医生都可以识别。

时方的临证思维以"理—法—方—药"原则为指导，先根据疾病特点搞清楚病因病机、病理性质，然后辨证分型，辨出具体的证型，确立相应的治法，再根据治法选择合适的处方，依病情对处方进行化裁，最后根据处方选择具体药物与剂量。其思维模式属于环环相扣的流程思维。如果说经方思维好像到成品店买服装，那么，时方思维就是自己买布料找裁缝量身定做衣服。因此，时方在临证时侧重于思辨，主观臆测的东西多一些。

不同的时方医生完全可以辨出不同的证型，即使辨出同一证型，也可能开出不同的方药。

　　经方与时方最大的不同在于思维方式。好的时方，方证明确，疗效经得起重复，也一样视同经方，如温胆汤、逍遥散、补中益气汤等。如果用时方的思维，经方的方剂也一样可以纳入"理—法—方—药"体系。事实上，时方派也可以把经方的方剂用得很好。也就是说，在方剂的使用方面，经方与时方没有明显界限，但在用方思路上却迥然有别。因此，思维方式是经方与时方的基本区别。

方剂的品质不同

1. 方剂形成的早晚有别

　　经方出现于远古时期，经历了漫长的历史跨度，其疗效被众多医家所验证。经方家层出不穷，《伤寒论》《金匮要略》的研究延绵不绝，足以彰显经方的魅力，这种影响其他中医流派无法比肩。相比之下，时方出现比较晚，时间积淀比较浅，缺乏经方厚重的底蕴。经方是无数先贤在大量实践中筛选出来的，时方通常是某些医家个人的创意，其依据为当时的医学理论或哲学思想，以及地区的用药习惯和医生个人的经验。因此，时方通常具有鲜明的时代特色、地域特点以及门派风格。

2. 制方的严谨性不同

　　桂枝汤用了 5 味药，仅把桂枝用量加倍，方名即为桂枝加桂汤，主治也转向奔豚，以气上冲为目标。芍药加倍则更名桂枝加芍药汤，主治转为太阴病的腹痛。至于加味后的桂枝加附子汤、桂枝加龙骨牡蛎汤、桂枝加黄芪汤、桂枝加大黄汤、桂枝加葛根汤、桂枝加厚朴杏子汤、桂枝新加汤等，方名与主治更是有了相应变化，有着鲜明的构效关系。相比之下，时方药味加减的随意性较大，且主治也没有改变，只是兼顾一下伴随的症状，处方缺药时，又变通地选用其他药物来代替。经方加减药味多在一二味，时方加减的幅度相对较大，有的化裁后面目全非。

3. 用药的简繁差异

《伤寒论》《金匮要略》两本书中，小方子占据一半多，其中 1 味药的有 15 方，2 味药的有 40 方，3 味药的有 45 方，4 味药的有 30 方，5 味药的有 28 方，合起来有 160 余方。时方大多数是大方，目前中医处方用药动辄 12 味以上，就体现了这种特点。经方用药宁缺毋滥，如："少阴病二三日，咽痛者可与甘草汤；不差，与桔梗汤。"（311）一味甘草无效，才考虑加桔梗。

4. 配伍方式的不同

经方的配伍不受药性的寒热限制，麻黄可以配石膏，附子可以配大黄；也不受攻补限制，十枣汤就是大枣与甘遂、大戟、芫花合用，白头翁加甘草阿胶汤亦是如此。甚至寒热攻补杂投，如乌梅丸。时方大多遵循"君臣佐使"的制方模式，有着鲜明的配伍法度，而且时方强调"十八反"与"十九畏"。经方则没有这些禁忌，附子粳米汤即是半夏与附子配伍，甘遂半夏汤则是甘草配甘遂。

5. 主治目标相差较大

经方的适应证非常明确而具体，诸如炙甘草汤主治"脉结代，心动悸"，桂枝甘草汤主治"发汗过多，其人叉手自冒心，心下悸欲得按者"等皆是实实在在的痛苦不适。时方所主多为病机，空泛而模糊，诸如"阴虚""阳虚""水亏""火旺""上实下虚""一切风""五劳七伤"等病理概念；有的适应范围比较泛滥，如九味羌活汤，张元素说："此方冬可以治寒，夏可以治热，春可以治温，秋可以治湿，是诸路之应兵也。"

与本草关系的不同

经方与时方都离不开本草理论，但二者与本草理论的关系却有不同。在此，我们选取最古老的本草著作《神农本草经》来进行比较，探讨这个问题。

我们以小青龙汤为例，看看经方与本草的关系。

"伤寒，表不解，心下有水气，干呕，发热而咳，或渴，或利，或噎，或小便不利、少腹满，或喘者，小青龙汤主之。"（40）我们看看方中药物在《神农本草经》中的相关记载。

麻黄：味苦温。主中风、伤寒、头痛、温疟，发表，出汗，去邪热气，止咳逆上气，除寒热，破癥坚积聚。

牡桂（桂枝）：味辛温。主上气咳逆，结气喉痹，吐吸，利关节，补中益气。久服通神，轻身不老。

芍药：味苦平。主邪气腹痛，主血痹，破坚积寒热、疝瘕，止痛，利小便，益气。

半夏：味辛平。主伤寒、寒热、心下坚、下气、喉咽肿痛、头眩、胸胀、咳逆、肠鸣、止汗。

干姜：味辛温。主胸满咳逆上气，温中、止血、出汗，逐风湿痹、肠澼下利。生者尤良，久服去臭气，通神明。

细辛：味辛温。主咳逆、头痛、脑动、百节拘挛、风湿、痹痛、死肌。久服明目，利九窍，轻身长年。

五味子：味酸温。主益气、咳逆上气、劳伤羸瘦，补不足，强阴，益男子精。

甘草：味甘平。主五脏六腑寒热邪气，坚筋骨，长肌肉，倍力，金创，解毒。久服轻身延年。

我们把上述内容与小青龙汤条文联系起来看。麻黄主"中风、伤寒、头痛""发表，去邪热气""除寒热"；半夏主"伤寒、寒热"；甘草主"寒热邪气"。这3味药的功效与条文的"伤寒，表不解""发热"有密切关系。除了芍药、甘草外，其他6味药在《神农本草经》所主都有咳逆，条文主证为"咳"，治疗咳逆是方中大部分药物的合力所向。可见，小青龙汤的用药与《神农本草经》的记载在功效方面有着高度的吻合性。

《脾胃论》关于半夏白术天麻汤是这样论述的："此头痛苦甚，谓之足太阴痰厥头痛，非半夏不能疗；眼黑头旋，风虚内作，非天麻不能除，其苗为定风草，独不为风所动也；黄芪甘温，泻火补元气；人参甘温，泻火补中益气；二术俱苦温甘，除湿补中益气；泽、苓利小便导湿；橘皮苦温，益气调中升阳；曲消食，荡胃中滞气；大麦蘖面，宽中助胃气；干姜辛热，以涤中寒；黄柏苦大寒，酒洗以主冬天少火在泉发燥也。"很显然，用药并非紧扣《神农本草经》的药物功效，而是着眼于药物性味以及补泻升降等浮泛层面。相比之下，其与《神农本草经》的关系要疏远很多。

如果是时方思维，即使面对经方，也同样会做出远离《神农本草经》的理解。成无己是以《黄帝内经》注解《伤寒论》的第一人，我们看看他在《注解伤寒论》中对小青龙汤的解释吧。

"寒邪在表，非甘辛不能散之，麻黄、桂枝、甘草之辛甘，以发散表邪；水停心下而不行，则肾气燥，《内经》曰：肾苦燥，急食辛以润之。

干姜、细辛、半夏之辛，以行水气而润肾。咳逆而喘，则肺气逆，《内经》曰：肺欲收，急食酸以收之。芍药、五味子之酸，以收逆气而安肺。"

可见，成无己的注解仅限于药物气味，对于药物的功效没有涉及。严格地说，这种解释也牵强附会，不能令人信服。若言酸收，试问芍药、五味子能胜过乌梅？制方者为何不选用乌梅？

经方用药除了功效上与《神农本草经》高度吻合，在药物品种上与《神农本草经》也有极高的交集度。据统计，《伤寒论》中共用93味，仲景全书共用药166种，其中149种皆载于《神农本草经》，占全部用药的90%。而其余17味非《神农本草经》所载药物在仲景书中大多不占主要地位，使用率不高［王昆文.仲景用药是宗法《本经》而又有所发展.国医论坛，1990（5）:4］。相比之下，时方的用药品种过于庞杂，远远超出《本经》范围。

仲景书里不足200味的用药中，大部分属于植物类药，动物类药物多来自家畜与昆虫，许多药物同时又是食料，如大枣、蜂蜜、饴糖、粳米、鸡子黄、小麦、赤小豆、薏苡仁、冬瓜子、白酒、苦酒、清酒等，这些品种都是日常所用，取材方便。总的来看，经方所用药物多为平常之品，来源丰富，容易获得。从这一角度讲，经方用药是对《神农本草经》的筛选和提炼，并没有完全遵循《神农本草经》，有它革命性的一面。事实上，不妨看作远古制方者对本草理论的积极扬弃。

通过比较，可知经方用药与古本草有密切关系；时方则是与后世本草关系较大，其制方与释方理论也较为繁杂，其用药范围也包罗万象，没有经方那样高度集中。

药物用量不同

在药物用量方面，经方与时方也要轻重不同。我们将《伤寒论》《金匮要略》的用量与后世用量进行比较。

熊长云先生编纂的《新见秦汉度量衡器集存》（中华书局 2018 年版）考证，东汉时一斤约等于 220g，一两约等于 13.75g，一升约等于 200mL。柯雪帆教授研究，东汉与今度量衡换算为一两折今公制 15.625g，一斤（16 两）约折 250g。我们选择一两为 13.75g 来计算，则苓桂术甘汤的剂量为：

茯苓四两 = 55g

桂枝三两 = 41.25g

白术二两 = 27.5g

甘草二两 = 27.5g

总剂量 = 151.25g

后世按照一两 = 3g 来换算经方用量，则苓桂术甘汤剂量为：

茯苓四两 = 12g

桂枝三两 = 9g

白术二两 = 6g

甘草二两 = 6g

总剂量 = 33g

很显然，后世药物用量不及经方经典用量。再看一看李东垣的补中益气汤，用量也是非常小。就连生姜、大枣这两味药，经方用量也不小，通常生姜用三两，大枣用 12 枚，而时方多用作药引，"姜 3 片，枣 3 枚"成为一种可有可无的点缀。当然，现代经方医生的药量也没有遵循古代经验，通常也是比较小的，其中有医事法规的影响，诸如《药典》的制约。

从《伤寒论》《金匮要略》来看，有很多处方是治疗大病与重病的，如四逆汤、真武汤、白虎汤、大承气汤、大半夏汤、乌梅丸、大陷胸汤、大黄附子汤等，所治疗的疾病类似于今天的休克、心衰、肾衰、乙脑高热、肠梗阻、幽门梗阻、胆道蛔虫、急性腹膜炎、肾绞痛等。因此，经方是临床中医的看家本领，没有如此大的剂量，是很难做到"一剂知，二剂已"的。

第七章

如何识别方证

对于经方医生来说，临证的主要任务就是寻找方证。那么，面对眼前的患者，又该如何找到恰当的方证呢？这是每一个经方医生都十分关切的问题。本章从以下几个方面谈一谈识别方证的思维方法。

抓特征法

我们知道，在患者诉说的所有症状中，并不是每个症状都是等值的，它们对于确立方证的价值差别很大。诸如发热、乏力、纳少、失眠之类的一般性症状，对于辨方证的意义并不大。而那些特征性症状含金量极高，对于方证的识别起到关键作用，我们应该给予高度关注。抓特征法就是寻找这些特征性症状。

《伤寒论》《金匮要略》均提到特征性症状。如"发汗过多，其人叉手自冒心，心下悸欲得按者，桂枝甘草汤主之。"（64）"伤寒七八日，身黄如橘子色，小便不利，腹微满者，茵陈蒿汤主之。"（260）这里的"叉手自冒心"与"身黄如橘子色"就是特征性症状，它们在其他方证中出现的概率很小，对判断桂枝甘草汤证与茵陈蒿汤证有举足轻重的作用。其他如"目赤如鸠眼"之于赤小豆当归散证，"喉中水鸡声"之于射干麻黄汤证，也是如此之重要。后世医家也很重视特征证，比如，半夏白术天麻汤证的头痛，通常伴有餐后困倦乏力的表现。

我们知道，在信息流中，每个信息的价值并非均等的。抓特征性症状属于模式识别的方法，是在众多信息中快速寻找关键信息，而非系统分析得出结论。经验丰富的经方医生很擅长这种方法，甚至形成自己的直觉思维，成为个人临证心法的重要组成部分。

　　大塚敬节这则治验即是抓住了特征性症状："小学 3 年级女孩，不慎跌下，头被重击，不省人事三日，醒后右半身不遂，一昼夜发作数十次角弓反张（全身痉挛），发则不省人事，醒后呵欠频作，言语不清，诸治无效。检查全身轻度浮肿，脉紧略数，右腹直肌挛急如棒状。服甘麦大枣汤 1 个月，发作减少，10 个月痊愈。"（《临床应用汉方处方解说》）

　　在这个治验里，最有特征性的症状是"醒后呵欠频作"，这与甘麦大枣汤证的"数欠伸"一致，是使用该方的重要抓手。如果忽视该症状，则"半身不遂"可能会指向续命汤证，"角弓反张"容易指向葛根汤证。"醒后呵欠频作"并非痉挛发作后的普遍表现，因此对该患者来说具有特殊性，一旦这个症状走进医者内心，其他的症状顿时显得不重要了。

　　特征性症状对方证有强烈的指向性，有着"脸谱化"特点，赋予了方证画面感，提升了思维的可视性，因而也是辨方证最容易下手的。有一幅国画叫《三英战吕布》，充分体现特征性，刘、关、张与吕布四人在服饰、坐骑与兵器诸多方面均有鲜明差异，让人一眼便知。艺术就是要追求这种强烈的差异化。从这个角度看，这些条文无疑是古人对方证的艺术化表述，为的是更好地记忆与应用。

　　特征性症状不一定是表现最突出的。在上述治验里，医生更多地关注半身不遂与角弓反张这两个症状。事实上，不论是患者的主诉，还是医生的亲自观察，更倾向于那些显眼的症状，这也是人们常见的认知偏差。症状在方证中的权重是不同的，其大小与显隐性并不呈正相关，这也是抓特征性症状需要注意的地方。

　　有些腹证也属于特征性症状，值得我们高度关注。我们不妨看 2 例凭腹证而取效的治验。

　　大塚敬节治疗一苦于耳垂瘙痒的患者：某日，52 岁体格健壮的女性因苦于耳垂瘙痒而来诊。曾到耳鼻喉科就诊，怎么治疗也消除不了瘙痒。脉沉而有力且迟。腹部膨满有底力，顽固性便秘，停经约半年。我以脉象和腹证为指征，投予大承气汤治疗。服药第 5 天，月经来潮，量多到不便外出活动的程度。自月经来潮开始，耳垂瘙痒症状便消失了。

大承气汤之"承气"二字，为顺气的意思，调畅气机运行，是其功用所在，该方并非单纯的泻下剂。因为气机运行好转，逾期不至的月经来潮，同时耳垂的瘙痒也随之消除了。

此时诸药一日用量为大黄 4g，厚朴 5g，枳实 3g，芒硝 3g。（《汉方诊疗三十年》）

该患者如果从症状层面辨治，很难选择处方。如果从腹证入手，则抓住了"牛鼻子"，一切迎刃而解。其间，需要"攻其一点，不及其余"。一旦认准腹证，则将其他症状全部抛开，直奔腹证，不要将症状与腹证混为一谈，以免干扰方证的判断。

腹证又是诊断疑难杂症的杀手锏。在《中医人生》里，娄绍昆先生讲述了他治疗潘德法肩痛的精彩治验。

潘德法患有右肩疼痛，"一年来膏丹丸散、按摩针灸、刺血拔罐都一一试过，不但无效，反添了更多的病痛……潘德孚当时的症状是：右肩不能抬手，不能负重，夜间痛得不能安睡。仔细诊查发现，右臂肌肉萎缩，对疼痛异常敏感，并伴有头痛、口苦、纳呆、尿黄、便秘、脉涩、舌暗红、苔黄黏等痰湿热凝滞证候。翻阅历次诊疗记录，从诊断到方药均合中医理法，然而医治无效，大家都认为是疑难病症……通过腹诊发现，他有两个很典型的腹证：①心下压痛；②左小腹急结、压痛，重压之下疼痛向左腹股沟发散。这样就知道了，这是小陷胸汤证合桃仁承气汤证。用小陷胸汤与桃仁承气汤合方，取得了满意的疗效"。

通过上述 2 则案例，我们不难看出寻找腹证的重要性。如果没有腹证，这些患者的治疗还不知道要摸索多久。擅长腹诊的医生高度重视腹证，极端者如吉益东洞，提倡"腹诊优先"，先腹不先证。对于这样的医生，很容易发现腹证并取得显著效果，从而也避免了在症状层面所走的弯路。

通常，我们会有这样的认识误区——患者出现腹痛、腹胀等腹部症状时才需要关注腹证。事实上，只有其他症状而没有腹部自觉症状时，腹证才有重大意义。吉益东洞说："腹者生之本也，故百病以此为根，是以诊病必候腹。""百病以此为根"，则不难理解"耳垂瘙痒""右肩疼痛"与腹证的关系。

腹证如此重要，但我们还要看到，并非所有的方证均以腹证为凭。因此，对于腹证需要秉承这样的理念，尽可能去寻找腹证，找到了则万分珍惜，实在找不到，也不必强求。

抓特征法与医者职业敏感性有密切关系，经方医生要刻意训练临证洞察力，培养直觉思维能力。

借用法

龙野一雄在《中医临证处方入门》中介绍说，所谓"借用"（又称"转用"）是把《伤寒论》《金匮要略》的处方的条文文字应用于其他类症。例如身重，有水肿时必然身重，但运动麻痹时亦身重，因此，治身重的处方如柴胡加龙骨牡蛎汤可运用于水肿和半身不遂。

书中还举了其他例子，如皮肤病、溃疡、耳漏、蓄脓症、痔瘘等分泌的稀薄分泌物可以和汗同样处理，即作为汗出而用桂枝加附子汤、桂枝加黄芪汤等方；皮肤干燥或乳汁分泌不足可视同无汗而用发汗剂；稀薄的带下可视同小便自利而用八味丸或其他利尿调整剂。

请看范文虎先生一则治验："上海一名贾，年卅余，形气壮实，饮食如常，而苦于泄泻，日五六次，已五月余。遍历名医，投清利、峻攻、固涩、温脾、温肾之剂皆无效果，邀余至上海往诊。余按其脉，右寸独紧，其余皆平，呼吸略气促，便意迫急。余曰：此乃肺移热于大肠之候也……投以麻杏石甘汤，麻黄用三钱。药后当夜得微汗。次日余按其脉，右寸转平。告曰：此将愈之兆也。果然，即日泄泻停止。五月之病安然而愈。"（《近代名医学术经验选编范文虎专辑》）案中即是将清肺热之麻黄杏仁石膏甘草汤借用于大肠之热证。

后世对借用法有着广泛的发挥，也积累了丰富的经验。根据相关文献报道进行枚举，白头翁汤治疗大肠湿热下利，借用于治疗妇人湿热带下；麻杏石甘汤肺部炎症充血，借用于治疗痔疮充血疼痛；大黄牡丹汤治疗急性阑尾炎，借用于治疗急性盆腔炎；当归贝母苦参丸治妇人妊娠小便难，借用于治疗前列腺炎；竹叶石膏汤原治外感热病余热不尽，借用于治疗乳腺术后发热；五苓散原治水逆，借用于治疗手术后呕吐；麦门冬汤治疗肺痿，意在止逆下气，借用于呃逆半年见阴虚者；葛根汤治痉病口噤不得语，借用于治疗颞颌关节炎的张口困难；白虎汤治热病大汗出，借用于治疗烧伤患者创面渗液不止；胶艾汤治妇人漏下，借用于治疗肾脏出血导致的血尿。

无疑，借用法拓宽了经方使用思路，对临床灵活使用经方有着较大的启发。需要指出，借用的前提是两个症状有着共同的病理状态，其本质是通常表现为症状甲，但在其他情况下却表现为症状乙，唯此，才有被借用的基础。

排除法 ————————————————————————————————

排除法是根据患者的主诉，想到有可能是哪些方证，然后，再根据患者其他表现逐一分析，排除证据不足的方证，最终得出贴切的方证。其本质是不断缩小范围的鉴别诊断。

大塚敬节下面这则治验就是采用排除法。

病史如下：

"患者为 45 岁男性，肤色黑，消瘦型体格。过去曾患有中心性视网膜炎、肾炎、阑尾炎等疾病。

初诊是 1958 年 7 月 1 日。

主诉为约一周发作 1 次的偏头痛，自数年前胃部不适以来一直持续存在。头痛总是发生在右侧，发作时食欲减退，恶心，但不呕吐，并且也不是疼得抬不起头来的剧烈疼痛。大便一天 1 次。

脉略沉，血压 120/80mmHg。

腹诊，胃部有振水音，腹壁无弹力。

此时可以选择的方剂有五苓散、半夏白术天麻汤、川芎茶调散、吴茱萸汤等。如果使用五苓散，必须有口渴和小便不利，但该患者无此症状。川芎茶调散作为治疗头痛的方剂是有名的，但我曾用于胃弱的病人遭失败，所以觉得对该患者也不适宜。吴茱萸汤所适用的偏头痛属于疼痛剧烈而烦躁伴严重呕吐者，但该患者头痛较轻，也无烦躁和呕吐，也先置于一旁。

因该患者平素胃弱、胃部有振水音而头痛，便以此为指征，投予了半夏白术天麻汤治疗。服药一周、两周，未见明显变化，服药 3 周后，诉恶心和食欲不振，并且胸脘痞闷，嗳气，有时口中出现如水样唾液。但因似乎头痛减轻，便又给予上方1周量。但服药过程中又出现了头痛，恶寒。

于是，改投吴茱萸汤，吴茱萸一日用量为1.0g。

这次效果显著，仅服用1天，胸膈已觉通畅，食欲增加，身心感觉轻松，头痛全部消除了。继续投予吴茱萸汤，治疗3周后痊愈。

我想一开始就应该给予吴茱萸汤。半夏白术天麻汤的头痛和吴茱萸汤的头痛鉴别并非易事。"（《汉方诊疗三十年》）

案中"此时可以选择的方剂有五苓散、半夏白术天麻汤、川芎茶调散、吴茱萸汤等"就是依据该患者偏头痛的主要症状而建立的方证集合，这个集合包括五苓散证、半夏白术天麻汤证、川芎茶调散证、吴茱萸汤证4个方证。这4个方证是偏头痛常见的方证类型。有了明确的方证范围，然后就是逐一排除了。根据方证的共同点建立选方范围，再依据方证的不同点进行鉴别诊断。形象地说，排除法就是"先建群，后踢人"。

需要说明，排除法有时也见于动态诊疗的过程中，在提出首诊方证之后给予排除其他方证。

请看龙野一雄一则治验："32岁女性，主诉胃部疼痛。约1周前发病，有的说是胃痉挛，有的说是蛔虫症，数次注射吗啡及其他镇痛剂而疼痛不止。现代医学的病名是胆石症……胃部疼痛且为虚证，可先考虑小建中汤……此外，听到患者的叙述，也会想到大建中汤、真武汤、附子粳米汤、九痛丸等，为作参考，有鉴别的必要……因无呕吐，故可先否定大建中汤和附子粳米汤（但有时可以根据其他症状取消这个否定）。因为现在的疼痛已经减轻，故更可否定大建中汤和附子粳米汤。九痛丸只用于剧痛，故可完全否定。尿利无异常，故非真武汤之证。其次参考腹诊所见，无腹鸣及蠕动不安，故可完全否定大建中汤和附子粳米汤。胃部无拍水音，故更可否定真武汤……因此可确定为小建中汤之证。"（《中医临证处

方入门》)

案中先考虑小建中汤证，然后将大建中汤、真武汤、附子粳米汤、九痛丸4个方证作为鉴别诊断的对象，从呕吐、腹痛程度、小便、腹证等多方面、多角度对这4个方证进行排除，最后确立小建中汤证。尤其对大建中汤证及附子粳米汤证进行了3次否定，最终以充分的证据有力排除。

排除法是通过对比来实施的。将患者的表现与备选方证进行对比，审察其吻合度，将那些相差太远的方证剔除，留下当下唯一的、最贴切患者的方证。根据排除的力度，又分为初步排除与彻底排除。前者只是暂时的悬置，有再次考虑的可能；后者则是完全不考虑。排除法的弊端是作为备选方证的范围有限，只能限于常见方证，一般为3～5个。因此，从鉴别的范围来看，容易出现漏项。一旦范围内的方证被全部排除而无一符合时，则需要另起炉灶考虑其他方证。

药证引导法

药证对于方证的识别有一定的指向作用。一时看不出具体方证，不妨透过药证来进一步挖掘方证。下列这则荒木性次先生治验就是很好的范例。

"7岁男孩。受风邪有热象，咳嗽数日不愈。病之初给与麻黄汤热不去，以调胃承气汤下之亦不解，由于渴欲饮水给予白虎加人参汤亦不愈，再与小柴胡汤也无效。发热38.5℃，主诉咳引腹痛，按之胃脘处痛，不欲食，心烦，哼哼呻吟，夜不入睡，脉浮滑。考虑其心情过于郁闷，哼哼呻吟、难以入睡之状，正是黄连所治之心烦症，再结合脉浮滑与心下痛等

症状符合小陷胸汤证，故与之，获得意外之疗效。"(《临床应用汉方处方解说》)

本例使用多张处方均无效，可知方证没有辨准，直到抓住了黄连证，再进一步结合脉象与心下痛才明确为小陷胸汤证。很显然，药证起到了关键的指示作用。同样，如果抓住了方根证，对于方证的辨识也一样有启发意义。

使用药证引导法的前提是对药证非常熟悉，比如，患者主诉头眩、头部如物覆盖，乃至头痛，想到为泽泻证，则下一步想到泽泻汤证、五苓散证、茯苓泽泻汤证及半夏白术天麻汤证，然后在这些方证中进一步细致分析，寻找最贴近的处方。

总之，药证引导法让方证的识别有了方向，也有了较好的思考线索，对打开临证思路有着不可忽视的作用。

反求法

反求法是在用方后疗效不佳时，选择从所服用处方相反的方向来考虑方证。说到底，其本质属于逆向思维。

《世说新语·雅量》载："王戎七岁，尝与诸小儿游，看道边李树多子折枝，诸儿竞走取之，唯戎不动。人问之，答曰：'树在道旁而多子，此必苦李。'取之，信然。"这则王戎与苦李的典故讲的就是反求法。

王戎的思路应该是这样的：若为甜李，必被采摘不剩。反之，今树多子，其李必苦。从现实相反的方向分析，有时更容易直达问题的本质。

荒木性次治腹膜炎的案例也体现了反求法。

"一妇女30岁，腹胀大，腹中痛，因便秘而大便坚硬，医师称腹膜炎。因腹胀、大便坚硬，故与大承气汤，大便通畅，一时爽快，但翌日胀大如故。于是，更与2～3次承气汤，但无济于事。此里寒证也，与大建中汤一帖即愈。其人不恶心。"（《临床应用汉方处方解说》）

患者的表现很像大承气汤证，初服有效，其后无济于事。于是，荒木性次先生认为是里寒证，在治疗方面，由苦寒的大承气汤调整为温里的大建中汤，由一个极端到另一个极端，可见其思路变化幅度之大。从相反角度寻找思路，应该是反求法的具体应用。

反求法一般用于二元对立的场合，如阴阳、寒热、虚实、燥润等范畴。因此，在真假寒热、真假虚实的情况下使用较多。对立的越极端强烈，反求法的使用机会越大。

另外，反求法是建立在某一治疗失败的基础上，由失败而反证相反治法的合理性，必须有不效的前提。因此，反求法并不适合初诊的患者，是疗效不佳后思路调整的一种方式。

假设法

假设法是根据已知的条件，做出某种结论的假设，并根据条件进行推导以证实，其本质是一种试错法。临床使用假设法是根据所搜集到的临证资料，先假设当下是某一方证，然后去找依据证实，看看该方证是否成立。

大塚敬节治26岁男性，数天前满脸出现皮疹，瘙痒，有灼热感，部分红赤，表面出现大量粟粒样小疹，并有很多水疱。

患者的婚礼定于1月上旬举行，现在面部像妖怪一样，无法在结婚仪式上出现，非常焦急。

根据以上症状，考虑有可能是苓桂五味甘草汤证，于是，进行了如下的问答。

"有没有下肢发冷，好像有什么东西盖在头上的感觉？"

"确实有。"

"小便次数少吗？"

"没注意。"

然后诊脉，类似于沉微脉。

现在想起了曾使用苓桂五味甘草汤治疗过3例渗出性中耳炎患者，脉象均沉微。

但该患者的脉象不是典型的沉与微，更像浮小之脉。

此时不知如何是好，先投予苓桂五味甘草汤治疗。

患者3天后再诊，面部潮红减轻，瘙痒也去了大半。

后又服用了7天，到了正月，如期顺利举行了婚礼。

通过该病例，我得到了一个新的经验，苓桂五味甘草汤证脉象不一定沉微。(《汉方诊疗三十年》)

这则治验就是运用了假设法。先根据"面部皮疹、有灼热感、部分红赤"，类似于条文"其面翕热如醉状"而假设为苓桂五味甘草汤证，然后围绕苓桂五味甘草汤证进行问诊与脉诊的求证。最后，根据患者表现与该方证的高度吻合而选择了该方。

假设法多用于方证不明朗时，通过假设以寻求思维的突破口。大胆假设当下表现为某方证，然后小心求证。如果假设的方证不成立，则继续根据其他症状假设为另外方证。

使用假设法需要注意，一定要有相关的证据才可以拟诊，不能凭直觉或想当然。对于同一个患者来说，可以从症状、体征及舌象、脉象等不同角度进行假设，得出结论以互证。不要怕假设错了，再差劲的假设也比没有思路强百倍！

方证识别的其他相关问题

以上是识别方证的常用思维方法。对于初学者来说，这些方法让人知道从何处入手去识别方证。但方法论又有一定的局限性，不一定适合于每个人，还有一些问题需要做进一步说明。

方证的识别需要关注优质信息，着眼于能够决定方证的病例资料。方证是疾病表现的"冰山一角"，不是占有的资料越多越好，"海平面以下部分"对方证的识别并不重要。因此，我们不要抱有求全的心态。同时，不要追求患者的表现与经典方证完全吻合，那只是理想中的状态，看到大致轮廓即可，模糊的正确胜过清晰的错误，恰如绘画，要的是神似，是写意而非工笔。

不是每一次都能看准方证的，没有充分把握，可以选择胜率大的处方，也可以进行试探性治疗。如《伤寒论》209条先用小承气汤试探，其后用大承气汤攻下；第100条是先与小建中汤，不差者再与小柴胡汤。因此，要建立一定的识别次序，优先考虑哪个方证，其次再考虑谁，备选的方证又是什么，有拟诊"方证群"的概念，有后续的手段，避免出现失误后的手足无措。吃不准时，也可以先用相对平和的处方一二剂以观察，根据药后反应再做调整。动态观察患者，根据症状的新变化随时调整思路。

一个患者身上不一定只有一个方证，有时可能有 2～3 个方证。因此，不能见到一个方证就认为大功告成。虽然有多个方证，但不代表都要立即解决，有的表现明显而急迫，是刻下解决的目标；有的表现势缓而隐秘，可以等下一步来处理。对此，需要慎重使用合方。区分重要而紧急的方证，永远是当下的优先事项。

还要学会模仿与借鉴。多读经方家的医案以揣摩他们的临证"心法"，多跟随良师抄方以体悟他们的临证思路。"观千剑而识器"，看多了自然会有感觉。有困惑时，看一看高手们是如何做的，借用一下他们的招法，"照葫芦画瓢"通常是初学者的捷径。

要警惕自己陷入专业偏误，成为看什么都像钉子的"拿锤人"。一旦陷入经验主义，便会走向思维的固化，被既往经验所束缚。擅长使用小柴胡汤，看谁都像小柴胡汤证。因此，学习到一定阶段，要有"自我抽离"的意识，避免成为一个路径依赖者。

方证的识别是运用方证知识的临床能力，其前提是方证知识的储备，在平时需要做好类证鉴别的积累。比如，《金匮要略》中甘草干姜汤证有"吐涎沫"，《伤寒论》中理中丸证也有"大病瘥后，喜唾"，二者均为口中唾液分泌增多的表现，这两张处方又都是干姜类方。因此，有类证鉴别的必要。甘草干姜汤属于小方子，其治疗的病症相对较为急迫，通常有烦躁、吐逆等表现。理中丸含有人参、白术，有胃肠机能障碍的表现，诸如心下痞硬、下利等症状。

作为一种临床能力，方证的识别需要经过长期训练才能达到熟练，同时形成个人所拥有的本领。在训练方向上，侧重于思维的多种属性。诸如全面地收集病史，有重点地分析病情，不遗漏细节，这离不开思维的广度。由某一症状分析其他症状，分析症状之间的内在联系是否构成合理的症候群，这离不开思维的深度。听到患者的主诉，马上想到主证可能是什么，由此快速想到哪些方证，这离不开思维的流畅度。运用假设法、异同比较法进行深入细致地分析，把似是而非的方证排除掉，这离不开思维的严谨性。要从概率角度思考，多考虑常见的方证。在多次常用方无效时，也要想到那些冷门方。如用寒凉的白虎汤无效，则逆向使用真武汤，这离不开思维的灵活性。这种训练是长期的过程，唯此，才能达到"入细"的境界。

　　方证的识别与经方医生的临证状态也密切相关。医生精神饱满，注意力集中，深度沉浸，高度投入，此刻，捕捉方证的准确性较高。疲劳时，对方证的敏感性降低。因此，经方医生不能忽视个人的精神状态。

第八章

经方医案的学习

医案是经方医生最常用的文献，既是借鉴的经验，又是模仿的对象。历代经方家给我们留下了丰富的医案，这是今天经方医生的宝贵财富。面对这些海量的医案，我们又该如何做到有效的研读？本章从医案的挑选、研读方法及点评等三个方面谈谈这一问题。

医案的挑选

经方医案数量浩瀚，且良莠不齐，希望览尽所有医案是不现实的，也没有这个必要。因此，要严把信息输入关，选择高质量的经方医案。在挑选的过程中，要注意过滤掉以下几类医案。

1. 简单重复条文的医案

有的医案非常典型，患者症状与条文所述几乎一致，简直就是条文的再现，一眼就知是何方证，这样的医案参考价值不大。事实上，患者有其个性化表现，单纯而典型的方证不是临床的常态。医案的作者最有可能聚焦于典型而丢失了其他信息。

2. 加减化裁太大的医案

经方可以化裁，但要有度，不能加减得面目全非。其中，加入作者的个性化用药，谓之"经方头，时方尾"。经方组方严谨，加减自有其规律。纯正的经方家强调经方以不加减为贵，反对非驴非马的处方。披着经方的外衣，缺乏经方的内涵。很显然，忽视了经方以方为用药单元的基本原则，这样的医案不利于总结经验。

3. 内容过于简略、平铺直叙的医案

简单介绍某某症状，然后是用某某方，最后是疗效满意，"一剂知，

二剂已"之类的医案，同样不值得投入过多精力。一方面，信息量太少，缺乏鉴别诊断；另一方面，没有展现作者用方的心路历程。有的作者主观性太强，只记录其本人认为重要的东西，看上去是干货满满，但初学者却难以理解。另外，在叙述方式上，有的医案手法单调，平铺直叙，缺乏可读性。"文似看山不喜平"，医案也是如此。好的医案通常是一波三折、困境反转的，能够带给读者深入思考。

4. 雷同的医案

有些医案给人以似曾相识的感觉，与其他医案相比没有新意，这些医案读一篇就够了，没有必要重复读下去。临床研究强调大样本，读医案则强调收获，没有必要在熟悉的医案中纠缠，寻找认知的增长点才是读案的目的所在。

总之，我们要把精力放在那些优质医案上，关口前移，从源头把握好医案质量关。医案研读就是思维的训练，那些对训练有帮助的治验才是优秀的医案。

为了方便初学者，我们推荐一些品质较好的经方家医案。如曹颖甫的《经方实验录》、岳美中的《岳美中医案集》、胡希恕的《经方传真》、娄绍昆的《娄绍昆经方医案医话》、黄煌的《黄煌经方医话（临床篇）》、何庆勇的《经方治疗疑难病实录》等。还有许多优秀的医案书籍，但限于篇幅仅介绍这些。

医案的研读

一样的医案不同人读出不同东西，研读的方法很重要。医案不同于小说，要深入读进去才能达到高效阅读的目的。其中，主动阅读是必不可少的。以下几种研读方式可以提高读案效率。

1. 猜读法

通常，我们拿到一则医案会从头到尾一气呵成读完。事实上，这种读法效果并不理想。这只是被动地跟随作者的思路，没有充分投入注意力。对此，不妨采用猜读法。

猜读法有两种，一种是顺猜法，另一种是逆猜法。

顺猜法就是读完医案前部分的病史资料，诸如症状、舌象、脉象等内容，暂停阅读。合上书，想一想如果是我自己来治疗，会选择什么处方？依据是什么？然后，再继续阅读余下用药部分，将自己的想法与原案做对比，看看有什么不同。也就是说，先不看结论，猜测作者会用什么处方。

逆猜法就是先看医案最后部分，看看作者用了什么处方，然后停下来猜测患者应该有什么症状。这也是"以方测证"的具体运用。写出答案，再次对照原案，看看患者有哪些症状？没有哪些症状？这些未出现症状是不重要呢，还是被作者忽视了？患者的表现与经典方证吻合度多高？带着这些问题去分析作者的用方思路，找出自己与作者的思维差距。

不管是顺猜法，还是逆猜法，都将传统的阅读方式进行了升级。带着问题去读，主动地投入注意力，无疑加深了对医案的理解，从而收到较好的效果。

2. 并读法

通常，我们每一次只读一家医案，了解某个医生的用方经验。这种读法视角比较单一，缺乏观点的撞击。因此，我们可以同时将多位医家的用方经验放在一起读，以实现研读效果的最大化。

并读离不开比较。通过比较以发现医案风格的异同，比较医家经验的优劣长短。并读法还可以起到互证作用。一家的经验属于个案，如果几个医家都用桂枝汤治疗自汗出，则整体的经验可靠性就高于一人治验。而且，不同医家的经验又可起到补充作用，某些被忽视的细节会在其他医案里得到重视。

3. 查读法

读书的经验告诉我们，在临证遇到困惑时读医案效果最佳。因此，最有效的医案研读是查读法。带着临证问题去查阅医案，看看别人是怎么用药的，此刻的印象最深。需要说明，查读法需要借助计算机进行相关检索。

打算使用某种处方时，可以将该处方治疗的疾病检索出来，看看那些与你当下所治的疾病相同的经验。比如，打算给某头痛患者使用吴茱萸汤，检索吴茱萸汤治疗头痛的医案，分析它们所治头痛的特点，然后与当下患者的症状进行比较，看看有哪些异同，是否有可借鉴的价值。

我们也可以从症状着手，检索治疗该症状的方剂群。通过检索可以开拓思路，增加更多的选项。当然，也可以从病名来检索处方，寻找与当下病情最为贴近的目标。

医案的点评

我们研读医案到底收获如何，还需要一个自我检测的环节。医案点评就是不错的检测方式。研读是学习过程的输入，点评则是输出。点评的意义在于以输出带动输入，对所学知识点的整理，对想法的再次审视，最终达到知识的内化，融入自己的知识体系。

　　换个角度来看，经方医案的点评也是对医案质量的"过筛"。好的医案一定需要同行评议的。遗憾的是，经方界没有形成良好的评议氛围，非常不利于经方学术的发展。从大的方面讲，对医案的点评是提高业界经方医案质量的有力措施。

　　点评的内容不拘一格，可以围绕以下要点来写：

　　在经验方面，有哪些吸引我的知识点？这个新的知识与我知道的哪个知识有联系？

　　这则医案有哪些发挥或突破其他经验的部分？

　　与同类医案相比优劣如何？

　　作者在诊疗上的心路历程是什么？

　　这则医案对我的思维有哪些提升？

　　医案的亮点在哪里？

　　有哪些不足之处？

　　遗漏了哪些信息？

　　哪些思考不到位？

　　你对它的认可程度如何？

　　……

　　总之，点评主要是对医案质量优劣的评判，以及个人收获的总结，不一定要面面俱到，也不限于内容多少，重点放在能给你带来"触动"的方面。通过点评，知道了自己的读案收获，完成了实实在在的盘点。

　　医案是个人总结经验的重要方式，学习他人医案还有助于经方医生自己撰写医案。学习医案还是揣摩名医思路的训练方法。同时，医案还是同行学术交流的媒介。最后，讲好经方故事更离不开医案这种形式。

第九章

现代经方医生的素养

　　所谓的"素养"是指一个人的修习涵养，也有能力的意思。中医自古以来就注重对医生素养，对学医之人与行医之人提出严格要求。比如，清代名医徐灵胎在《医非人人可学论》中说："今之学医者，皆无聊之甚，习此业以为衣食计耳。孰知医之为道，乃古圣人所以泄天地之秘，夺造化之权，以救人之死。其理精妙入神，非聪明敏哲之人不可学也；黄帝、神农、越人、仲景之书，文词古奥，披罗广远，非渊博通达之人不可学也；凡病情之传变，在于顷刻，真伪一时难辨，一或执滞，生死立判，非虚怀灵变之人不可学也；病名以千计，病证以万计，脏腑经络，内服外治，方药之书，数年不能竟其说，非勤读善记之人不可学也。又《内经》以后，支分派别，人自为师，不无偏驳，更有怪僻之论，鄙俚之说，纷陈错立，淆惑百端，一或误信，终身不返，非精鉴确识之人不可学也。故为此道者，必具过人之资，通人之识，又能屏去俗事，专心数年，更得师之传授，方能与占圣人之心，潜通默契。若今之学医者，与前数端，事事相反。以通儒毕世不能工之事，乃以无文理之人欲顷刻而能之，宜道之所以日丧，而枉死者遍天下也。"文中提到的"聪明敏哲""渊博通达""虚怀灵变""勤读善记""精鉴确识"等即是医生素养的内容。

　　对于现代经方医生来说，更应该重视个人素养培育。客观上，我们处于信息科技突飞猛进的时代，人们对疾病的认知水平远非古人所及。当今时代，知识快速更新，生活节奏加快，社会趋于老龄化，疾病谱发生重大变化，人们对健康的需求日益增长，群众的医学知识水平不断提高，诸多因素都给经方医生提出了新的要求。主观上，经方医生个人素养是业务进阶的必备。要想在经方上有更好的发展，单凭专业知识与技能远远不够，还需要提升综合素养。信息开放时代，知识与技能不再是垄断物，素质才是人才竞争的决定性因素。可以说，素养就是经方医生的核心竞争力。在经方路上能够走多远，素养是极为重要的衡量指标。

那么，现代经方医生需要具备哪些素养呢？我们认为比较重要的有三个方面。

坚实的理论功底

经方理论是应用经方的有力指导，经方医生要打好坚实的理论基础。《伤寒论》与《金匮要略》是经方原著典籍，也是经方研究的源头活水，首先要在这方面下功夫，熟悉相关条文，尤其是那些带有处方的条文。要有一定的古代汉语知识，能够看懂文字层面的意思。还要有丰富的临床知识，知道这些条文讲述的是什么病证，以及背后的病理状态。对经典越熟悉，临证时对方证的识别也越敏感。这也是许多经方家强调背诵条文的原因。

对经典条文的熟悉可以启发临证思维，比如《陈瑞春论伤寒》载陈瑞春先生治验："最近，遇一女性，50岁，诊断为颈椎增生综合征、更年期综合征。病者头眩晕不能视物已半年之久，经治不愈。自谓眩晕如入云雾中；甚则呕吐，少气懒言，气虚乏力，脉细缓，舌胖润。处方：桂枝汤加葛根、姜黄、秦艽。服5剂后，颈项略感舒适，但眩晕不减。既然略有寸功，在原方中加天麻，再进5剂。第三诊，自诉眩晕毫无改善，颈椎亦无大益，症如前述，脉细而缓，舌体胖，苔薄白。故舍颈椎增生和更年期综合征而不顾，专在'痰饮'两字上寻思。前人有'无痰不作眩，无虚不作眩'。仔细推敲，患者是'痰饮证'，当以温药和之，故改用苓桂术甘汤合二陈汤加味：茯苓20g，白术15g，桂枝、炙甘草、法半夏、广皮、天麻各 10g。嘱服 3 剂。药后告谓：'上药果然灵验，眩晕如失，头脑清明，不眩不晕，精神大振，身体轻爽，饮食倍增，语言有力，已能上班工作。'嘱其继服 7 剂，以资巩固，近期疗效十分显著。"如果对《金匮要略》的痰饮病不熟悉，遇到这种情况是不会想到苓桂术甘汤证的。陈瑞春先生是经方大家，自然熟悉相关条文，当临床疗效不佳时，能够从经典中找到诊断思路。

后世经方家的经验与见解也是重要的理论。一方面，他们的注解或发挥是对经典的补充与完善，对于理解条文大有帮助。另一方面，也有对经典的发挥与活用，是把经典临床化的活教材，其中也不乏独到的见解。如胡希恕先生认识到"所谓六经八纲者，实不外是患病机体一般的规律反应"；进而认为，"中医的辨证施治，其主要精神，是于患病机体一般的规律反应的基础上，讲究疾病的通治方法"（《百年百名中医临床家丛书·胡希恕》）。这就是以宏观的视角看到疾病反应的普遍规律与通治特点，跳出"伤寒"的范畴，把六经提到更高的层面来理解，这的确是真知灼见！事实上，《伤寒论》也是借助伤寒之名来论述百病之诊治。

在经方理论方面，既要重视《伤寒论》《金匮要略》的"源"，又要高度关注后世的"流"，二者不可或缺。值得注意的是，后世注家的著作很多，见解也很丰富，需要择善而从。在研读方面，要以提升识证能力为宗旨，侧重于那些临床家的著作，避开那些踏空蹈虚的注解。

深入分析问题的能力

我们知道在大多数情况下，经方医生们是凭借临床经验进行诊疗活动。凭借临床经验属于路径依赖模式，只有在少数情况下，才会进行深入思考，诸如经验失灵，或遇到陌生情况。况且，许多人以为的"思考"只不过是在记忆中寻找对策，并不涉及问题深入分析的层面。因此，临证时需要深入思考的机会可能并不多。可见，深入分析问题的能力是在关键情况下才发挥效用。

我们来看一则大塚敬节治疗其妻子皮肤病的治验。

"这是25年前的事情，我妻子为顽固皮肤病所苦，皮疹大致呈圆形，以两颊为中心向外扩展，瘙痒，色微红，干燥，有微小的皮屑。遇强风或日光后红色变浓，瘙痒加重。我打算用内服药物来治疗，先后投予大柴胡汤加石膏、大黄牡丹汤加薏苡仁、桂枝茯苓丸合黄连解毒汤等，治疗达百日之久，未见任何效果，反而有加重的倾向，最后甚至认为用汉方可能无法治愈了。于是我改变了思路，反复思考后，用阿胶滋润皮肤的干燥，用黄连、黄芩祛除皮肤的发红与热感，便投予黄连阿胶汤。该方效果显著，服药1次后，皮疹的发红即变淡，1周后瘙痒消除，约1个月后痊愈。我从这里得到启发，知道了对于这种皮肤病，黄连阿胶汤有效，后来用该方治愈了多例妇女颜面的皮肤病。用黄连阿胶汤的指征是，皮疹小，隆起不明显，疹色带有红色，干燥等。"（《汉方诊疗三十年》）

很显然，患者为顽固性皮肤病，治疗上陷入困境，所有现成的经验都失灵，没有什么可以依赖，需要另辟蹊径才能解决问题。这个时候，深入分析问题的能力真正派上用场。如果换作他人，可能会选择放弃而转诊于他医。大塚敬节并没有放弃，反复思考后找到思路。从药物主治的特能出发，用阿胶滋润皮肤的干燥，用黄连、黄芩祛除皮肤的发红与热感，最终使用黄连阿胶汤取效。可知，深入分析问题的能力是高手们的标配，当然，更是经方医生成长的必要阶梯。

　　归纳法与演绎法是最为常用的分析方法，通常需要进行训练才能熟练掌握。对于识别方证来说，类比法则是比较实用的一种。类比法是人类认知发展过程中最为古老的思维方法，旨在通过求同以探索事物本质，从类似中获得某种启发。

　　我们来看藤平健先生这则自己的治验。

　　"听日本医师医学讲座回家，突然连续喷嚏10余次，伴有流清涕。每诊一患者，擤一次鼻涕。

　　背显著恶寒，虽多加毛衣仍发冷，恶寒不除。不久出现感冒声，脉浮弱，足冷。

　　以前，如此流大量清鼻涕时，按小青龙汤'吐涎沫'之意服用该方，立即治愈，但此次服用同样的药无效。与前不同之处，今次有背恶寒，故改用小青龙汤加附子1g，全无反应。

　　翌日病情相同，流涕更甚，似有水毒溢出之感，脊背寒冷如故，脊背如有水流，头痛加剧。

　　1个月以前，诊一妇女背恶寒之虚证，用甘草附子汤完全治愈。虽无骨节烦疼及汗出气短，但'恶风不欲去衣''更有气逆上冲'，遂即作附子甘草汤，用附子1g，初服1/3量，20分钟后，不再流稀涕，约1小时好转，背恶寒减轻，服尽余药，正午时全部症状痊愈。"（《临床应用汉方处方解说》）

　　这里就是运用了类比法。藤平健从背部恶寒这一共同点进行类比，由此得到启发而改用甘草附子汤。

　　事实上，类比法也是经方临床最实用的方法。自己之前诊疗过的患者，其他人治验的病例，只要有相类似的部分，均可以作为参照物进行类比。这种参照物又是非常丰富的，不愁找不到它。类比并不一定要重复先前的经验，而是从中得到思路的启发。

类比法的进一步演变就是借用，这也是经方常用的思维方法。我们再来看一则治验。

"36 岁妇人，个子和胖瘦均中等。约从 5 个月前开始，出现口张不开的症状，使用多种方法治疗均未见好转而来诊。即使勉强张口，因左侧颌关节发硬，疼痛得不能活动，好不容易才张口到能伸进一根手指的程度。脉诊和腹诊均未见异常。从《金匮要略》痉湿暍病篇中'口噤不得语，欲作刚痉，葛根汤主之'一条得到启发，使用了葛根汤。葛根汤缓解肌肉紧张的作用广为人知，因此多用于治疗肩凝和腰痛，另外对于破伤风的痉挛也有缓解作用。考虑到这些情况，给予了葛根汤 10 日药量。于是出现了不可思议的效果，上述药物服完复诊时，已经能张口到八成的程度。继续服药至 1 个月，便痊愈了。"（《汉方诊疗三十年》）

这里也是直接借用了葛根汤治疗"刚痉"的经验，虽然在病名上大相径庭。如果熟练掌握类比法，即使不会灵活使用归纳法与演绎法，也能够起到相当大的助益。

熟练的文献检索能力

文献是经方医生重要的信息资源，不论临床、科研，还是撰写论文都离不开。千百年来，前人为我们留下了丰富的经方文献。面对海量的文献资料，如何利用它们成为经方医生重要的课题。计算机与网络为我们提供了便利的检索手段，让我们能够充分地利用文献，这也是现代经方医生使用文献的优势。

　　"半日临证，半日读书"是许多中医推崇的生活方式，这也是把临证与文献检索相结合的模式，只不过这里的"读书"是带着问题去读，目的性非常明确。因此，经方医生要养成亲近文献的习惯，临证遇到问题，想到查阅文献。查阅的途径很多，可以去翻书，也可以网上查找。通过利用文献，可以解决许多临床问题。《临床应用汉方处方解说》谈到森田幸门治三叉神经痛，当时他经验亦不足，没有自信心，查阅各种参考书，无意中试投龚廷贤《寿世保元》头痛门处方清上蠲痛汤。此方服用 1 日疼痛减半，约服用 1 个月即痊愈。后来，大塚敬节又学习森田幸门的经验，用清上蠲痛汤治疗顽固性三叉神经痛，服药数日获得预想不到的效果。这就是善用文献的例子。

　　提高文献的检索能力要关注文献的来源，力求掌握第一手资料，追溯到文献的源头出处，尽可能不用引用的文献。同时，要重视文献的质量，侧重于那些名家的经验，以及引用次数高频的文章；尽可能去检索那些临床事实与数据，由此研究得出个人的观点，而不是单纯着眼于他人的观点。即使是引用观点，也需要搞清楚观点背后的来历，知晓支撑这一观点的证据。

　　总之，熟练的文献检索能力可以帮助经方医生开阔视野，精准、高效地获取所需的信息，拓宽知识面，乃至了解前沿的信息，如经方研究与应用的最新动态。这种能力对于更新个人的知识体系起到非常重要的作用。

第十章

从西医学看经方

经方是传统医学的一个分支，有着悠久的历史，为中华民族的繁衍做出了重要的贡献。着眼于当下，为了更加客观地认识经方，我们需要将其置于时代的医学背景下，从西医学角度来看待它。本章即是换一种视角对经方进行一番审视。

经方是朴实的经验医学

经方原本就是经验方，来自古人的医疗实践，又被历代名医所重视。岳美中说："又重读张仲景的《伤寒论》《金匮要略》，见其察证候而罕言病理，出方剂而不言药性，准当前之象征，投药石以祛疾。其质朴的学术，直追实验科学之堂奥，于是发奋力读……"（《名老中医之路》）可知，经方为朴实的经验医学，大致体现在以下几个方面。

1. 经方有着细致入微的临床观察

西医学强调对患者进行细致的观察，以充分掌握第一手病历资料，不但强调观察的全面性，也重视独立疾病的特殊性。对于不同系统的疾病，也有明确的观察重点。经方对疾病的观察非常细致，如"目赤如鸠眼"描述了虹膜睫状体炎的表现、"目下有卧蚕"描述水肿的眼睑表现、"喉中水鸡声"描述支气管哮喘患者呼吸道分泌物增多的表现等。同时，对服药后的反应也有详细观察，如白术附子汤服后"其人如冒状"、茵陈蒿汤服后"小便当利，尿如皂角汁状"等。没有细致的观察，不可能有如此身临其境的描述。

2. 经方有着明确的用方适应证

西医学对药物的使用都有明确的指征以及禁忌证。经方的方证就是用方的指征，药证就是用药的指征，绝大部分的处方都给出了用方指示。这些指示，或者是特征性症状，或者是症候群，或者是症状与脉象同见，或者是腹证，不论是哪一种，都是实实在在的痛苦，是听得到、看得见或摸得着的现象。经方之用是有的放矢、有证可循的实践。

3. 经方有着真实的疗效记录

西医学对于病历的记录强调真实性，这也是医疗记录的最起码要求。经方对治疗的结果也真实地记载，有疗效满意的"其脚即伸"，有"不差"者，也有"坏病"，尤其对那些误治更是不遮掩，更有"自愈""不治""死"等预后的结论。这些情况都是符合临床实际的，《伤寒论》《金匮要略》对此给予直白的描述。

4. 经方有严谨的治疗措施

西医学对于用药都有明确的量化，每次服多少剂量，每天服多少总量，分几顿服都清清楚楚。经方也如是。如桂枝汤用七升水，微火煎取三升，日三服。一些处方不限于每日三服，如黄连汤"昼三夜二"服，也都交代清楚。还有一些特殊服法，如茯苓饮服药时间为"如人行八九里进之"。另外，诸如大青龙汤这样的峻猛处方服后的不良反应，《伤寒论》也给予了补救措施。可知，经方有完备的治疗体系，在诸多环节上考虑都很周到。

综上所述，经方与西医学在许多方面都有相通性，有着真实性、客观性、严谨性、完整性及规范性等特点。单从经验层面来看，经方是可以与西医学进行交流的医学体系，不论在语言上，还是在诊疗模式上，都不会存在较大的交流障碍，其朴实的理论，历代积累的丰富经验也同样是进一步科学研究的良好素材。

经方对西医学的借鉴

我们既要看到经方与西医学的共同点，也要看到它与西医学的差距。如果说西医学是一块"玉"，那么，经方可能是一块有待于雕刻的"璞"。然而，经方却不能满足于做玉石，而要定位于"和氏璧"。自然，经方的发展需要积极借鉴西医学，从中汲取优秀的营养，如此才能践行守正创新的发展道路。事实上，西医学在许多方面都值得经方借鉴。经方界的许多有识之士也早就注意到这个问题。陆渊雷先生主张用西医的体系来整理中医，解释经方治病的原理。"余以为理论当从西医之病名，治疗当宗仲景之审证为宜也"（《伤寒今释·卷一》）。本节主要从临床选方、经方疗效评价、治疗机理的探讨以及安全性的关注四个方面阐述。

1. 西医学病名有助于临证选方

西医学在诊断方面十分明确，病名有清晰的内涵，是现代医疗体系的诊断主流。经方在治疗的疾病范围方面，逐渐形成稳定的疾病谱，如白虎汤治乙脑，大承气汤治肠梗阻，白头翁汤治菌痢，葛根芩连汤治肠炎，苇茎汤治肺脓疡，麻杏石甘汤治肺炎，小青龙加石膏汤治疗肺源性喘息，柴胡桂枝汤治疗消化性溃疡等这些疾病谱提示了经方治疗方向，减少了治疗思路的游移不定，有利于临证选择经方，减少误诊率。而且，对于经方疗效的评价也大有裨益，还有利于把握疾病的转归。

在西医学病名及治疗结果上，经方是可以与西医学进行对话的。治疗的对象是明确的，疗效是看得见的，中西医完全可以在此基础上讨论彼此疗效的长短，以及起效的机理所在，从而为中西医结合做出实践铺垫与理论整合。经方现代化离不开对现代病名的借鉴，这也是古方治今病的时代体现。黄煌先生认为，描绘经方的主治疾病谱是当前和今后经方研究的一项重要课题。这也是基于对西医学借鉴做出的判断。

2. 借助理化检查以促进疗效评价客观化

经方的疗效判断靠什么？大部分是根据患者的感受与症状的缓解程度，这些主观性比较强，还需要增加客观性成分。比如，"心下痞"症状消失了，但患者胃黏膜损害是否有所改善，应该借助胃镜进行评估半夏泻心汤的疗效。肝炎患者经过治疗后黄疸消失，食欲增加，但肝功能检验的改善更有说服力。冠心病心绞痛患者服用栝楼薤白白酒汤症状缓解，心电图是否也有所改善？糖尿病患者服用肾气丸后症状减轻，血糖及糖化血红蛋白改善如何？也就是说，评价处方还需要借助相关的理化检查，增加客观化标准，不能仅仅凭借患者的诉说。

当然，疗效的评价还需要关注预期性。在传统的经方治疗上，大部分都是症状消失后就逐渐停药了，我们关注的是短期的疗效。对于慢性病而言，远期疗效更值得关注，诸如并发症发病风险的控制、长期死亡率的降低等。恰如用肾气丸治疗糖尿病，不能仅仅满足于控制症状与血糖水平，还要看对神经、血管及其他代谢的影响。这是医学发展的必然要求，经方也要紧跟时代步伐，不能停步于古代的认知水平。

3. 借助现代药理学知识以探讨治疗机理微观化

经方可以积极吸收现代药理学的研究成果，把治病机制搞清楚。如有研究认为五苓散证的形成机理，或是在高温环境中反复出汗、饮水，或在发热时服用发汗药大量出汗，使渗透压的调节点降低，以致血浆渗透压虽正常也感口渴；抗利尿激素分泌的增多，造成血液稀释增量，并伴有头痛、呕吐、腹泻。五苓散的主要作用，是改变渗透压感受器的渗透压特性，提高渗透压的调节点。（潘桂娟，樊正伦.日本汉方医学.北京：中国中医药出版社，1994）这种解释要比"膀胱蓄水"更容易被大众所理解。

现代药理学的一些知识也能够帮助我们理解经方。比如泻心汤能够治疗吐血等上部出血，黄芩、黄连有止血作用，大黄含有鞣质可以促进凝血。同时，大黄能够促进盆腔充血，导致血流重新分配，带来上部充血减轻，有助于病灶的止血。白头翁汤治疗的热利类似于今天的细菌性痢疾，黄连含有黄连素，有抑菌作用。但单用黄连容易导致细菌产生抗药性，而配伍黄柏、秦皮、白头翁，类似于抗生素联合使用，能够减少抗药性的概率。这是从抗药性角度来认知经方的配伍。使用麻黄剂，有时一开始疗效很明显，但使用时间长了，疗效不及开始，可能与麻黄碱受体被结合有关，当受体处于结合的饱和状态时，增加麻黄的剂量并不能提高疗效。这是从受体学说来理解麻黄剂的疗效。

4. 借助药理学知识关注经方使用安全性

经方使用的是天然药，但天然药并非是安全无毒的代名词。事实上，经方所用的药物也有不良反应。乌头、附子含有乌头碱，可导致口舌麻木及心律失常；麻黄含有麻黄素，可导致心率加快等。充分地了解相关药物的成分，以及这些成分的不良反应，对于安全地使用经方起到非常重要的作用。一方面可以规避相关风险，另一方面可以通过合理配伍以减少不良反应。尤其在大剂量或长期使用经方时，更需要关注安全性。比如，对于长期使用含有当归的处方，需要警惕当归的雌激素样作用，及时检查乳腺与子宫等器官，了解是否出现靶器官的不良改变。大黄长期使用可以导致大肠黑变，也是需要警惕的一个方面。

最后，需要特别说明，经方对西医学的借鉴绝不是彻底西化！也就是说，我们对于西医学是择长而用，不是用西医学来改造经方。经方仍要保持自己的特色，而不是迷失自我，成为西医学的补充，这是我们发展经方需要注意的地方。

经方对循证医学的借鉴 ——————————————————

经方还要积极吸收循证医学理念。循证医学的精神是使用当前最佳的证据，结合医生个人经验，以及患者的主观愿望做出治疗决策。说到底，循证医学是一种思维方式。经方重视个人的经验，对于当前最佳证据重视不足。吸收循证医学理念，可以打开经方医生的视野，从经验的过度依赖中抽离出来，同时，对于经方的研究也提供了别样思路。因此，这种思维方式对经方的临床与研究有着重要的意义，值得借鉴。

经方强调用方证据，但在追求最佳的证据方面还有较长的路要走。我们知道，最佳证据通常来自大样本分析。《伤寒论》《金匮要略》中记载的经验可能来自较大样本的提炼。今人对用方证据的再次总结无疑是在经典基础上，再结合自己有限的经验而来。因此，从经方医生的个体角度来看，他们的用方证据个性化色彩很强，显然不能称为"最佳"。解决问题的途径是形成规范的研究团队，汇集尽可能多的经验，采用相关统计学方法，从大样本中得出用方证据，对传统证据进行深入的再评价，最终达成共识，制定出用方指南，为临床提供有力支撑，同时也减少学术交流的阻力。这一点也恰恰是经方所缺乏的。

循证医学强调证据的级别与推荐的等级，经方需要积极借鉴。目前，经方的用方证据客观化不高，也没有进行规范的分级。对于小柴胡汤证来说，"往来寒热、胸胁苦满、心烦喜呕、默默不欲饮食"与"呕而发热"都是方证的内容，但在证据级别上还缺乏进一步分级。因此，经方的治疗风格更倾向于艺术性。当然，证据级别与推荐等级来自诸多研究的共识。目前，经方缺乏这种共识。

循证医学作为一种思考工具，着眼于权衡用药的收益与风险比例。经方组方简练，用药精准，有助于避免药物的滥用，这是其优势所在。但在不良反应方面还需要进一步研究，尤其对毒性药的使用，更是缺乏收益与风险的相关研究数据。因此，循证医学的理念能够让经方医生更加谨慎地使用经方，提升安全用药的意识。很显然，循证医学有助于促进经方实践的规范化。

经方临床案例的整理需要借鉴循证医学的理念。前人留下来大量的经方医案，其中良莠不齐。我们学习与整理这些经验时，需要采用批判性思维，深入评估用方的证据，拨开抽象的臆测，落到方证的层面，由此整理出使用某些处方的证据级别。说到底，就是从传统经验的范畴升华到凭最佳证据用方的境界。无疑，循证医学理念的引入给经方传统经验的整理带来一定的革新。

循证医学强调当前最佳证据，对于经方研究也有值得借鉴的地方。目前，经方的应用大部分基于传统的经验，对于现代药理学研究成果的吸收则是采取相对保守的态度。事实上，有些研究成果也一样可以作为使用经方的证据，它们拓宽了临床决策的选项。因此，我们不应该局限于过去的经验，而对当前证据熟视无睹。及时吸收基础研究成果，不断更新用方证据，经方才有顽强的生命力。从经方的发展史来看，也是一代代医生经验的补充，才有了今天的经方体系。现代经方是一个开放的体系，吸收循证医学理念将会为之注入更多的活力。《黄煌经方使用手册》第四版对此做了积极的尝试，增补了许多循证医学的证据。

循证医学强调尊重患者的意愿，能够提升经方医生的人文素养。经方医生以寻找患者的用方证据为主要临床实践，容易忽视患者的主观诉求。当医生要解决的问题与患者的愿望不一致时，需要仔细听取患者的诉求，将患者的意愿结合到处方中。这就要求经方医生不能见证不见人，要给予患者一定的人文关怀。同时，结合患者的处境，诸如经济状况、家庭关系、身体状态等做出满意的医疗决策，这样能够提升经方个性化治疗的品质。

目前，经方对循证医学理念的借鉴还远远不够，经方研究中可以利用的证据可靠性不高，还没有形成完善的体系，更缺乏业界认可的有力指南。相信随着循证医学的引入，经方的发展将会更加规范，形成更多的学术共识。循证医学的客观、严谨、深刻会给经方带来深远影响，有助于制定经方产品说明书，这也是经方走向国际化的必由之路。

第十一章

对经方未来的展望

　　经方的未来会是什么样子？这是每一个经方医生都很关心的话题。我们认为，经方的未来一方面取决于其自身的发展规律，另一方面也受到外界诸多因素的影响。科技的发展、文化的交流、人们对健康的需求、我国医疗事业的整体发展状况，乃至医疗卫生改革的政策，诸多因素都对经方的未来发展造成影响。相应地，经方的临床、科研、教育、交流、普及等领域也会出现较大的变化。本章从不同角度对经方的未来进行展望，透视经方发展的趋势与可能。

经方与现代科技结合更加紧密

　　科技改变生活，经方在未来也离不开科技。将科技手段用于经方的临床、文献研究、教育培训、制剂开发等诸多方面，为经方的发展插上"翅膀"。

　　我们知道，经方语言的歧义性最小，方证相应的思维方式也最简捷，以证据为抓手的用方模式其规范性最强。因此，经方的经验也最便于计算机整理，进而通过编程，模拟医生的识别方证以及处方过程，开发出经方的"专家系统"作为经方医生的顾问；或打造"医生助手"之类的诊疗软件，帮助医生解决一些非主要工作，医生可以把大部分精力投入患者的病情研究方面；或者帮助医生进行远程会诊，解决诸如脉诊、腹诊之类的实际操作问题。

　　在经方的文献研究方面，可以借助人工智能处理庞大的数据。诸如临床医案分析，可以对每张经方的主治疾病谱、适用人群特征、剂量区间、加减变化、不良反应等方面做出统计，了解每年的动态变化。或者从大样本的文献中分析常见病的某些方证出现的频率，乃至进行系统性评价或荟萃分析。

在经方教育方面，开发出人机对话软件，帮助初学者进行基本功训练。目前的经方教育侧重于经方知识的传授，对于经方诊疗技能的培训尚显得不足，尤其是忽视经方医生的思维训练。训练的核心环节是及时反馈，但师带徒过程中老师通常没有时间给予学员反馈，导致培训的质量不高。计算机可以充分地填补这一不足，通过模拟临证让学员当时知道测验结果，从而提升培训质量。

在经方科研方面，更是离不开现代科技，诸如经方剂型的开发等。未来的经方可能会出现诸如口香糖、饮料之类的新剂型。与传统的汤剂、丸剂、散剂相比，新剂型更加浓缩，不需要摄入太多水分。既保留了传统剂型的优点，又服用方便，便于携带和储存，适应快节奏的生活。同时，其质控方面也有突出的优势。有效成分含量稳定，避免了药材因素导致的疗效波动。剂量及质控的稳定性，让新剂型更便于临床研究与经验总结。

经方产业化得到不断加强

随着经济的发展，人们会更加关注有发展前景的朝阳行业，其中的健康产业是极为重要的选择方向。从产业角度来看，经方有临床、科研、教育、传播、制药、文化等领域，诸多就业岗位吸纳了大量的从业人员。尤其在我们逐步进入老龄化社会，借助健康产业的东风，经方最有可能获得社会资本的青睐，成为重要的投资领域。随着经方事业的不断壮大，或被打造成未来经济的增长点。

为了适应现代社会的生活方式，经方在服务方式上会发生相应的变化，由此，催生出新的行业模式。比如，类似于便利店、茶馆、奶茶店之类的服务点位，遍布社区、车站、机场等区域。这些服务点可根据普通人群的需求提供改善体质的经方饮品，更容易受到年轻人的喜欢，诸如为吹空调导致感冒的患者提供麻黄附子细辛汤；给晕车的旅客提供小半夏加茯苓汤；以十全大补汤改善旅途的疲劳。未来，经方也可能与餐饮业结合，开发出诸如当归生姜羊肉汤、温经汤猪蹄、滋补薯蓣膏之类的经方药膳。同"互联网+"一样，"经方+"或许成为产业赋能的新兴模式。

经方或成为对外文化交流的名片

经方不仅仅是一个学术概念，也不光是历史名词。随着对外交流的深入，经方被赋予文化品牌。中医学是一个宏大概念，内容博大精深。相比之下，经方则有自己的鲜明特色，有着医圣张仲景的深远影响，有着深厚的历史积淀，有着独特的学术体系，有着确切的临床疗效，有着通俗易懂的语言，有着显著的东方思维模式。这一切决定了经方本身就是自带光环的名称。因此，经方更容易被国际人士所接受，经方学院可以打造成展现我国综合国力的重要名片。

经方发展将更加基层化

经方越来越被大众所熟知，不再是藏于金匮玉函的禁方。近年来，随着经方的普及，诸如小柴胡汤、小建中汤、桂枝茯苓丸、温经汤等常用经方基本上家喻户晓，人们不仅把经方用于治病，也用于改善体质，乃至美容保健等。

随着中医药进社区、进家庭活动的开展，多地也开设社区的经方培训，培养了诸如"经方妈妈"之类的群体。恰如黄煌先生所言，经方要"还方于民，藏方于民"，基层化是必经之路。让经方回归民间，更好地造福民众，既是实现经方价值的客观需求，也是经方自身发展的需要。贴近大众生活，有着浓郁的人间烟火味，经方才能把根扎下去，才能避免传承断层。

很显然，经方基层化的进程中，基层医生起到重要的推广作用，最有可能成为经方发展与传承的主力军。因此，未来对于基层经方医生的培训成为经方教育的重要环节。社区卫生服务站、个体诊所、乡村医生、西学中的基层医生，将成为经方培训的重点对象。

随着经方基层化的进展，对高校的经方教育也会带来一定的影响。诸如调整经方内容在教学中的比例，增加经方技能的授课内容，以培养技能型经方人才为主要教育方向。

经方理论风格出现分化

基于上述对经方的展望，不难预料经方在理论方面会出现分化。一方面是坚持传统理论，对六经、八纲乃至气化等理论的继承与发扬，保留了传统的余脉。另一方面，为了更好地传播，服务更多人群，经方的理论被简化，赋予时代气息，使用现代人容易理解的语言，打造现代经方理论。在用方证据上更为客观，在方剂解说上更为通俗，从而更有利于传播与交流。

经方研究的科学化

　　未来的经方研究会采用更加科学化的方法，以及更加先进的研究工具，大样本双盲对照实验、荟萃分析等现代研究方法会被积极引入。经方的许多症状与体征还需要量化，比如，腹力的强度分级就是一种量化。量化能更好地体现客观，容易操作与评估。小柴胡汤证与大柴胡汤证均有胸胁苦满，二者在程度方面也需要进行量化研究。同样都要吐水，茯苓饮证与五苓散证在吐水的特征方面有什么不同？桂枝汤与吴茱萸汤都治疗头痛，头痛在两个方证中的性质与程度有什么区别？这些都需要从更高的维度进行研究，自然离不开科学的方法与相关的工具。

　　方证的研究也需要量化。未来的方证研究应该由经验层面进入数据层面，比如，温经汤证有发热、少腹里急、腹满、手掌烦热、唇口干燥、月经不调等内涵，但每个证素在方证中的价值并不均等。对此量化研究，先设置温经汤证的总分值，再将每个证素加权打分，为临床方证的识别提供客观参考依据。另外，同一方证在不同群体上也有不同的差异。量化还涉及性别、年龄等因素。比如，桂枝茯苓丸证在男女性别上有差异，女性需要关注月经障碍的证素。在具体方证内涵的研究上，男女应该有不同的标准。

附

篇

名家谈经方

　　为了帮助学员更好地理解经方，开阔眼界，加深认识，形成经方整体观。为此，我们向国际经方学院部分老师征稿，采撷他们的学术见解，以"名家谈经方"的形式作为本书的附篇，以期对学员有所助益。鉴于篇幅所限，这部分内容只能节选其中与本教材关系较为密切的观点，因此，难免有挂一漏万的遗憾。同时，作为编者，我们也有拆链取珠的无奈之叹。对此，学员们不妨进一步搜集并阅读完整篇幅，乃至老师们的其他著作，以全面学习他们的学术思想。

娄绍昆　寻找经方医学的生长点——读《伤寒论》的琐记

　　临床医生阅读《伤寒论》的目的主要是提高疗效，正像古人说的，要把《伤寒论》当作病案来分析，同时在临床上要把每一个病案当作《伤寒论》来解读。这句话朴实无华，揭示了在一个文本阅读的空间中，人怎样才能触及临床实在的面庞；在临床具体的病案面前，人怎样才能寻找仲景当时的身影。这样，则在阅读与临床、抽象与具体、文本与患者的巨大反差中给人架起一座理解的桥梁。这诸多问题都需要我们去挖掘、去表达，并理性地展示出来。当然，这里还有一个熟练运用的问题。陆渊雷认为，理解《伤寒论》，懂其原理的人未必能够熟练运用；能够熟练运用的人，又未必理解《伤寒论》，懂得《伤寒论》的原理。我们更应该警惕前者，一刻也不能离开临床实践。因为临床医生就像舞台上的演员一样，一日不练口生，二日不练手生。

　　经方与时方之争起于唐宋，盛于明清，其争论的内容每朝每代各有不同。近代以来，争论的核心是辨别病证的方法。经方派追溯仲景余绪，以方证对应、药证对应为辨证方法，称为经方医学，哲学上归属于唯物论的范畴；时方派尊奉《内经》要旨，以病因病机等理法审别为辨证方法，称为医经医学，哲学上归属于阴阳论，即辩证法的范畴。在经方医学越是不发达的年代，医经医学有可能越是发达，形成一种完全不平衡的局面，甚至更多出现的是替代性的局面。近半个世纪以来，经方与时方之争基本上停止，而统一于医经医学的思想理念和辨证思维，中医界在寻求无害的、阻力最小的精神出口，从而减轻学派争论的压力。这样一来，与医经医学自觉地处于历史意识之中不同，经方医学不得不处于历史的潜意识当中。中医界反对阴阳五行的学术见解都被冠以思想上反对辩证法，反对系统论。显然，因为存在这样的逻辑联系，才导致了中医师普遍思想上的被束缚，人们不仅需要在行为上小心翼翼，而且在脑海中也不要信马由缰。当中医师长时间不能表达自己的真实想法，那么他们就会不知道到底自己的真实想法是什么，就会模糊自己的想法和别人想法的界限，模糊了事实与观念之间的界限，造成思想混乱。

　　本来《伤寒论》的阐释意味着对话、给予、沟通、付出，意味着人同此心、心同此理的文明生成。但是，中国历代医家大都以《内经》的理论来阐释《伤寒论》。正如陆渊雷《伤寒论今释》叙例中所说的："金元以后医家，困守《内经》，莫能自拔，单词只义，奉为金科；驰骛空言，不言实效。"所以读这些《伤寒论》阐释本，反而会使你越读越糊涂，会出现仁者见仁，智者见智，所谓"一人一仲景，一本一伤寒"的现象，即使是大塚敬节的《伤寒论解说》也不能免俗。只有在诵读《伤寒论》原文的过程中所获得的那种思想上、医学上深呼吸的感觉，是别人不能代替的。

　　《伤寒论》条文中看到的病证和实际的临床病证有什么关系呢？前者不过是一种对于后者的比划比划罢了，看上去像，其实还是有很大距离的，若隐若现的。张仲景不能，其实也无法用某一种尺度来衡量所有的患者，把临床患者脉证中一部分症状、体征划分进来，而把另外一部分症状、体征剔除出去。他只能提出规律性、纲领性、导向性、典型性的论叙，至于具体的诊治就需要临床医生自己去领悟、去体会、去细化了。所以，我们要自觉地清算那种依样画葫芦的懒汉思想，以及非此即彼的僵化思维模式。

运用方证辨证而获得成功的病例，往往是一种"事实上的应该"，而不仅仅是"逻辑的必然"，因此，留在医者身上的经验积累可以衍生出理性的智慧。中国有一个成语叫"熟能生巧"，可见熟练的经验也可以产生出精确的判断。人们都有这样的体会，有时候一个难以言说的直觉也会帮助你掌握某一个被隐藏的奥秘。

张仲景提供的是他自己经验领域里简单或最简单的方证，而我们临证时面对的病案就没有那样单纯，那样典型。总之，在依靠方证辨证常规程序诊治的过程中，还要密切关注每一个病案的个体性与偶然性，因为具体的病证都是具有生长性的，具有自己变化、发展的新情况，这样的认识可能更符合我们临床的实践。在临床家的头脑里，必须要以概括性和灵活性来重现和重组一些比较复杂的方证状态，当临床家头脑里的方证状态和临床病例的方证状态大致契合时，才会产生疗效。也只有医生自己的诊治实践才能够使《伤寒论》具体化、鲜活化。从某种意义上讲，每一个经方临床家都在发现、发展，或者说在改写着《伤寒论》。所以只有既热爱《伤寒论》，更热爱医生生活，执着中医临床并能够直接地不借助于现成医学典籍而从临床实践中获得灵感、启悟、经验与刺激，从日常生活中汲取智慧、情趣、联想与创意的中医生才能读懂《伤寒论》，才能去诊治患者。临床实践是中医的唯一源泉，《伤寒论》本身并不能产生经方医学，只有活生生的患者，以及患者身上许许多多同中有异的临床现象，才能产生经方医学。

中医师除了从自身丰富的临床体会中获得有关诊治的经验外，还能从别的什么地方来获得吗？对于我们来说，重要的不是"是什么"，而是去"做什么"；"是什么"只是一种状态，而只有去"做什么"才能提供一种说服力。《伤寒论》那些不言自明的方证，其中决定性的力量，并不是来自"不言自明"的条文，而是来自"我认为"。"我认为"它不是自以为是的自我言说，而是要经过打磨和历练才会在尝试中寻找到自己的声音。临床实践告诉我，每当我们用仲景的"方证辨证"治好一个病案时，我们就觉得对《伤寒论》又增多了一层理解；与此同时，"我认为"也会相应地提高一点点。就像黑格尔讲的那个往水里扔石子的小男孩一样，从小石子激起了一圈圈的涟漪里，感受到了自己力量在延伸，眼睛的视力也在增强，心灵的感受力也在萌生，体内的活力、弹性和韵律也在悄悄生长。也就是说，扔石子这么一个动作，其结果不仅是看得见的一个水圈，而且还有小男孩从中创造出新的自我。这个内在的收获虽然肉眼看不见，但却是实实在在可以感觉到的。只要医者注意到患者各自诊治前后的病情变化，并对其中的细微差异引起高度重视，医者原本的眼光趣味、观察力和敏感性就会得到相应的提高。这一点，我们在自己的临床实践中，在每一个无名无声但知冷知热的普通患者身上，都会得到反复的证验。汪丁丁说的好："实践之所以高于理论，因为理论只是话语，是等待着被人理解的文本，是没有实现的意志。实践则是理解的过程，是实行中的意志。"所以医学家也认为，临床实践永远是理论和学问的老祖宗。

方证辨证虽然是诊治效果最好的一种方法，但在我们没有掌握它的真髓之前，疗效平平是可以理解的。在这种情况下，选择传统的"辨证论治"于事无补，反而会搅乱自己的思路。矢数道明一针见血地指出："诸家异趣，技术不同，故其立论制方亦各不同，而摭拾杂乱，则其方法不能统一，而治疗无规律矣。"即使医生精通两种不同思路的辨证疗法，也不一定是优势互补。在疑难病症面前，将什么悬置、不提、放下，将什么坚持、携带、铭刻于心，是很难保持自身的一致性而不致被从两个方面来的相反力量扯得两败俱伤。临床事实常常告诉我们，如果这样的话，只会使自己更加混乱和无能为力，处理实际问题的能力更不得要领。只有极少数的人能够跨越这种障碍，仍然在两种旗鼓相当、互相抗衡的思路中游刃有余。我的办法是，坚持"方证辨证"这种单一的辨证思路，利用针灸等外治法，内外合治，疗效互补，在诊治过程中摸索前进，逐渐完善，走向成熟。现代经方医师如果在纷繁复杂的临床现象面前失去对症状、体征、舌象、脉象的把握和病势进退的方向感，看不到各种变化中不变的东西——患者体质、病史和相应的方证状态仍然客观地存在，则可能从根本上忘记了中医经方医生的使命。

王宁元　朝向事情本身——从现象学原理分析胡希恕"辨方证是辨证的尖端"

国内现象学涉及对中医的研究，如张祥龙概括中医特点为"此情此景"，倪梁康认为中医是以一种特别的精神目光"看"患者。笔者认为，经方方证也是一种场合和此情此景，需要"意境化""非对象化"，而所谓"看"则源于现象学，可以理解为中医与西医有别，它不是通过仪器与化验，而是依据医生主体能动与客体现象通融，进入事情的本质，与胡塞尔本质直观的认识论有关，此处观看方式本身的意义高于逻辑理论分析。基于上述原理及研究，笔者认为如果将"朝向事情的本身"原理引入经方认知领域，可有两层含义。其一，即还原实事"本身"，回到药证方证的事实，而不是药证方证本身背后或之外的理论解释，以便于理解复杂经方系统的形成过程及其本质。其二，将药证方证的现象做描述性呈现，避免理论性阐释替代或超越描述，因为任何阐释都是阐释系统本身把现象当作阐释对象而纳入自身系统的行为。

从方法论来看，《伤寒杂病论》主要的方法是描述。方证"大厦"实在是依赖描述完成的，其对脉证方药描述的比重远远大于阐释，重要用语如某方证的形成也在使用描述的方法，而不是理论阐释及建立概念定义的方法，并不强行建构理论体系。《伤寒杂病论》避开了理论体系的语言论述以及对具体脉证方药细节的机理阐释，淡化了理论王国的建构。三阳三阴篇侧重于描述脉证、症候群，呈现出多种证象的发生、流动、转化和呼应，以此揭演证象与方药的关系，以把握脉证并治的本质。如此"不立文字"，即不诉之于语言，中止概念思维，非不能为，乃知其不可为。这种方法显示出不同于理性概念与逻辑思维的特质，超越了理论思维与表达的极限，乍看起来，朴素而简单，但实为大道至简，回到了事情的本身或原初境域，在主客混一中恢复具有原发创生性的能力和灵魂。

胡希恕"辨方证是辨证的尖端"论断，即在强调尊重条文本身和由条文构成的势态所"道"出的事实存在，与现象学原理具有契合之处。从现象学角度思考，则可以感悟到胡希恕思维所据的高度，可以理解该论断在于强调《伤寒杂病论》式思维的唯一性、不可替代性。也就是说，在某种场合、某种情况下，只有凭借《伤寒杂病论》的方证思维才能够最大限度地逼近疾病的本质。"辨方证是辨证的尖端"一语，如勒石于经方天地入口，向后学者揭示着胡希恕看到的经方世界，指示着经方古医道如何展开的可能。

　　人的理性有天然局限，以局限的能力建立的体系其弊不言自明，凡居科学最尖端的科学家比一般人有更深的体会。就经方而言，再以局限的能力诸如逻辑言辞等去解释本来就局限的体系岂不是局限的进一步深陷？所以胡希恕认为，辨方证是辨证的尖端，而不言辨病机是辨证的尖端，便是一位经方临床家的高度感悟。

　　即使从医学的根本上来讲，确认方证事实的存在与阐述病理机制同样重要，也并不能认为机制高于存在，而实际上方证存在的意义远远大于对其解释的意义，并至少在经方临证多方面，病机还原不了方证，病机分析覆盖不了方证对应。更重要的是，《伤寒杂病论》中许多方证无法进行病机分析，原因在于方证的产生由药证方证效验对应而确立，非由理论逻辑推导而来，条文的表达也主要是描述方证事例的方法，也不是理论阐释。如果以某种理论强解则需要绕圈子，增加难度，甚至误解。从胡希恕的论断我们可以领悟，在临床现场，一种方证存在与多种方证存在所构成的精妙关系，可以称之为方证的此在，其所表达的内涵是病机阐释所不能覆盖和超越的。

　　借此我们终于看到，在中医史上也存在着人为"选择"或"歪曲"的情况。如所谓《伤寒杂病论》是对《内经》的继承和发展，或者说《伤寒杂病论》是《内经》的临床版，甚至经方所研究的问题和所遵守的规则都被刻画成与新生的辨证论治、理法方药体系完全相同，因为"这样看上去大体像是个累积性事业"。

　　事实上，经方与医经彼此并非互为积累，尽管在发展过程中有着共同借鉴或互相借鉴的发生，但仍保持着各自独立的认知方式和发生发展经纬。汉以前经方家们所研究的问题和所遵守的规则与《内经》体系及现代辨证论治体系是不同模式，但"仲景之学，至唐而一变"。隋唐之后，经方医学的方证对应就没有再成为中医的主流思维，医者在临证时离不开经方的方证，但在理论阐释上却主要依赖医经系统，而医经理论却又无法还原方证，仅使用医经理论也不能完成临床活动，于是经方医学的方证思维便在若隐若现中延续，中医更注重以"论"来完成程序，方证辨证更加边缘化，以至于大学教育绝无方证思维说法，而过度理论化甚至国学化成为中医的弊端。正如章太炎指出的，"金元诸家及明清诸家，文章开头即以五行、运气笼罩论述""假借运气，附会岁露，以实效之书变为玄谈"。《内经》认知体系遮蔽了《伤寒杂病论》认知体系，以《内经》认知方式来解释《伤寒杂病论》，导致了经方传承的误读和歧义。其结果，《伤寒杂病论》方证对应认知方式在有意无意间被隐去，《伤寒杂病论》原文的表达和临床实证内涵被忽略。

对此，经方家们却在固守自己的临证思维。岳美中道"不以理论取胜"，指出："《伤寒杂病论》所论六经，与《内经》迥异，强合一起，只会越讲越糊涂，于读书、临证，皆无益处。"胡希恕对于辨证论治与辨证施治二词，赞同用辨证施治，对以"论"字做文章的浮华论述不予苟同。对于依赖《内经》理论对《伤寒杂病论》的误读，胡希恕明言："现在看来呀，这个《伤寒杂病论》与《内经》没有什么关系。"

畅达 *汤方辨证在《伤寒论》研究中的价值*

汤方辨证是以汤方的适应证及其病机为基本模式来辨识疾病的方法。张仲景在《伤寒论》中虽确立"六经"为纲进行辨证，然在"六经"的提纲下，却处处充满着汤方辨证的内容。一部《伤寒论》如果撇开具体的方证辨识，则不能自成体系，也不会具备现今的学术价值。

汤方辨证是历代医家所用的主要辨证方法之一，也是人们在使用复方治病以后最早采用的辨证方法之一。远在秦汉时期，人们就开始以病证为根据组合汤方，并调整方内药物以适应病情的变化，这种方证对应的思辨方法实际上已泛寓汤方辨证之萌芽于其中。作为汉以前医疗经验总结的代表作——《伤寒论》，也正是在《素问·热论》六经分证理论指导下，在汤方辨证基础上提出了六经辨证的方法。因此，在《伤寒论》中非但不能脱离汤方辨证的内容，而且还发展完善了汤方辨证。

在《伤寒论》397 条原方中，有 261 条是属汤方辨证的内容，虽然在文字表现形式上不同，然而却都包含方证和汤方两部分内容，基本上是先叙述症状，然后提出治法和方药。如第 16 条："伤寒发汗，若吐若下，解后，心下痞硬，噫气不除者，旋覆代赭汤主之。"这种典型的方证对应的条文，在《伤寒论》中比比皆是，既是《伤寒论》文法上的主要表现形式，也是《伤寒论》辨证内容的主体。

六经辨证是以太阳、阳明、少阳、太阴、少阴、厥阴为纲，将外感疾病的全过程划分为六个不同的病理阶段，六病的辨出只是疾病阴阳寒热虚实属性的划定，属第一层次的辨析，至于疾病具体的变化，即致病因子作用于个体所导致的病理变化则远未阐明。张仲景在论中正是以一个个汤证来充实六经辨证的内容，阐明六经辨证的具体应用。六经病证的证候、分类、治法、调护、禁忌都是在汤证使用过程中得以体现。试想外感疾病如果只辨明六经病之所属，而不去辨识症状集合与方药集合的相应关系，探求方药与病证的统一，就难以说明辨证论治的全过程。

中医的证是包含着多方面内容的综合概念，它可以包含若干脏器的病理变化，甚至跨越几个方面的病理生理环节，有多方面的物质基础。目前，大多数证的本质——即发病机理尚属"黑箱"，揭开这些黑箱之谜的方法虽然众多，但反证药物作用机理仍不失为一种有价值的研究手段。实验表明，方剂对人体疾病具有一定的针对性和选择性，某些方药对某些病理状态具有很高的疗效，但对正常人体或动物却无作用。如果用目前已属于"白箱"的汤方作用来反证某些相应的汤证，则这些汤证的实质是不难搞清的。事物的共性存在于个性之中，如能将一个个汤证的机理阐明，中医理论中的一些难解之谜亦必昭然若揭了。

汤证是《伤寒论》的基本内容，研究一个个汤证，探明其本质，必然是研究《伤寒论》的基本途径。从汤证角度研究《伤寒论》者，古亦有之，如柯琴即是，但他们的研究只是注重条文的注释和方证的归类上。而目前的研究，则应采用现代科学的方法，或通过药物的研究以阐明"证"的机理和脏腑的功能，或通过汤证的研究以探求药物的作用机理，由此加深对《伤寒论》乃至整个中医基本理论的研究，从而挖掘《伤寒论》条文所未及。如果能从汤证的研究中揭示出辨证施治的规律，亦就抓住了仲景学说的真谛。如果离开论中汤证的研究，就不可能挖掘出论中条文所未及，从深度和广度上去扩充伤寒学的内容。

黄仕沛 "方证对应"随笔

那么"症候群"又是什么？在西医学来说，是指在病理过程中，当出现一个症状时，同时会伴有另外几个症状，而这一群症状是很定型的，亦称"综合征"。根据上述意思，"症""证"和"候"有时是互用的，"症候群"也可理解为"症状群"了。经方的"症状群"可以认为是"经方综合征"，它有独立存在的价值。不要以为"症状群""综合征"是西医的专利。症状群的概念，最早提出应是仲景，《伤寒论》《金匮要略》中有太多条文叙述一组症状，然后说明应用什么方治疗了。如："太阳病，头痛、发热、汗出、恶风，桂枝汤主之。""太阳病，头痛，发热、身疼、腰痛、骨节疼痛、恶风，无汗而喘者，麻黄汤主之。"可以看到，麻黄汤和桂枝汤所治疗的是一组"症状群"，而不是"病"。或者会问，仲景在句子开头不是写"太阳病"了吗？其实太阳病不是病，是指一个类型的病证而已（此是另一问题，暂不在此详议），而在"太阳病"后加上一连串症状，才能限定麻黄汤或桂枝汤所适应的特定"症状群"。甚至不用"太阳病"只要出现上述"症状群"的就可以使用麻黄汤或桂枝汤。又如："伤寒五六日，中风，往来寒热，胸胁苦满，默默不欲饮食，心烦喜呕……""干呕，吐涎沫，头痛者，吴茱萸汤主之。"当然，《伤寒论》中的症状群不一定全在一条条文内叙述，有时是在多条内的联系。

有些综合症状（综合征）与西医的很吻合，如狐惑病就与眼－口－生殖器综合征很相似。学习经方的人都知道，经方治疗的是"方证"。"证"是什么？从上述麻黄汤、桂枝汤条文看，证就是一组（若干个单个症状）特定的症状群，当它们出现时，就用某张方"主之"，大多能取得预期效果。要注意，历代的经方家，无论他用什么理论、什么观点去诠释《伤寒论》，只要到临床时运用经方的话，都不能离开"方证"。日本汉方古方派不重在诠解，只要是方与证相应，就可径直应用经方。事实上至目前为止，历史上没有任何一种理论或任何一个医家能完满、正确地诠释《伤寒论》。《读过伤寒论·序》中更说："注《伤寒》无异于删《伤寒》。"既然注解未必对临床有直接的指导意义，也未必能代表张仲景的原意，那么这些诠释又有什么意义呢？而作为一个临床医生，只要谨守仲景的辨证用药规律，就可重复仲景的疗效，又何必多理会怎么诠释？所以陈伯坛有句话："吴萸、四逆、理中、真武，不可同鼎而烹。"就是说，这几首温里方，各有其"症状群",不能混淆,不能只是寒者热之,一味扶阳便了。尝读许叔微、徐灵胎、曹颖甫、吴棹仙、胡希恕、刘渡舟、黎庇留、易巨荪、冉雪峰、岳美中,以至吴鞠通等人的医案,其运用经方时都没有离开"症状群",更不用说大力提倡"方证相应"的吉益东洞及各日本古方派的医生了。当年广州"四大金刚"之易巨荪、黎庇留、谭星缘等以升麻鳖甲汤治鼠疫,其思路就是"方证对应"。

方证相应并非一成不变地"依照框架套用药",这是一种误解。首先,一些中医"不按框架"用药,天马行空,随意组方,推理、思辨重于实证。所以徐灵胎早就批评:"自宋以还,无非阴阳气血,寒热补泻,诸肤廓笼统之谈,其一病之主方主药茫然不晓。"在"守其法而不泥其方"的庇护下,创新方大行其道,每个医家出一本书都有一百几十首自己的方子,试数数《景岳全书·新方八阵》中有多少新方,而这些新方果真是经过临床总结得来的吗?显然由臆度而来者较多。更有一些临床医生经方不会开,时方也不会几首(汤头歌诀不读),随证处方,"相对斯须,便处汤药",那斯须的时间真能组织到一首好方吗?王清任说过:"古人立方之本,效与不效,原有两途。其方效者,必是亲治其症,屡验之方;其不效者,多半病由议论,方从揣度。"王清任的方也只有30多首,多是经他总结临床经验而来,大多切用。有框架不套用,而自出心裁,难道个个都是仲景?照框架套用,其实也是非常灵活的,只要你掌握住仲景的用例,熟悉经方的规律,就不会呆板地对待方证相应了,即如仲景所说:"有柴胡证,但见一证便是,不必悉具。"如"呕而发热者,小柴胡汤主之"。其实,有时少阳不少阳也不用管,要知仲景并非少阳才用小柴胡汤。经方家临证时遇到"发作有时"或"往来寒热"或"胸胁苦闷"的病证时,也都有机会用到小柴胡汤。我曾治一患者,丑夜则发热,反复缠绵已3年,每发

2～3小时，口干渴，汗出而热退。处以小柴胡汤加石膏，多年怪疾告愈。"但见一证便是"，虽然原是专指小柴胡汤的，但其他方的运用也是如此。如甘草泻心汤为治狐惑病之方，"狐惑之为病，状如伤寒，默默欲眠，目不得闭，卧起不安，蚀于喉为惑，蚀于阴为狐，不欲饮食，恶闻食臭，其面目乍赤、乍黑、乍白……"狐惑病的另一症状"目赤如鸠眼"。可见狐惑病的症状表现由头至脚非常多，因此，甘草泻心汤的治疗范围非常广泛，临证运用是没有必要所有症状悉具，只要是黏膜损溃、分泌物清稀、反复不愈者，某一局部症状出现皆可用之，如急慢性结膜炎（目赤如鸠眼）、急性或复发性口腔溃疡（蚀于喉）、阴部白斑（蚀于阴），以及牛皮癣、暗疮、湿疹、急慢性荨麻疹（其面目乍赤乍黑乍白）、痔疮（蚀于阴）等。我临床上应用甘草泻心汤治疗这些病证无不效！甚至《皇汉医学丛书》载一用甘草泻心汤治梦游的医案，盖因仲景原文曰："目不得闭，卧起不安。"其状有类梦游。又如："伤寒，脉结代，心动悸，炙甘草汤主之。"临床上不论是否是伤寒，只要出现脉结代、心动悸便可与炙甘草汤，《经方实验录》中说用此方百数十次，无有不效者。

　　方证对应结合八纲，就不会盲目套用经方了。我常用的是排除法，无表证就可用里药，无热象就可用温药，无明显的表里寒热虚实尽管照用。如患者"脚挛急"，其他什么症状都无，就可照用芍药甘草汤；喉中如有炙脔，咽之不下，吐之不出，你就照用半夏厚朴汤（引申到治疗喉源性咳嗽，一些被诊为热咳、燥咳的，干咳无痰，久久不愈，此方加甘桔汤、诃子散必效）；夜尿多、遗尿，只要无热象就可用甘草干姜汤、甘姜苓术汤，那些什么补肾方远不及此。

　　后世理解经方的"方"或"证"多有"以证测药"或"以药测证"。此方法未尝不可，但亦不尽然。例如：麻杏石甘汤的汤证条文曰："发汗后，不可更行桂枝汤，汗出而喘，无大热者，可与麻杏石甘汤。""下之后，不可更行桂枝汤，汗出而喘，无大热者，可与麻杏石甘汤。"木防己汤证条文曰："膈间支饮，其人喘满，心下痞坚，面色黧黑，其脉浮紧……"如果仅"以证测药"，则难明仲景何以汗出仍用麻黄，无大热尚用石膏，又何以推测木防己汤会大量用石膏？

　　又如，炙甘草汤治"脉结代，心动悸"，后世的加减复脉汤等系列方，治温病后期伤阴，是以炙甘草汤为基础去人参、大枣、桂枝、生姜，加白芍而成。加减复脉汤加龙骨、牡蛎，名救逆汤，治"温病误表，津液被劫，心中震震，舌强神昏"；加牡蛎、鳖甲、龟板名三甲复脉汤，治"下焦温病，热深厥甚，脉细促，心中憺憺大动，甚则心中痛者"。我认为此加减复脉汤系列方，是不明仲景的组方用药规律，私心自用，臆断加减，大失仲景原意。看《温病条辨》原文，救逆汤也好，三甲复脉汤也好，都离不开"心中震震""脉细促，心中憺憺大动"等，有若"脉结代，心动悸"，而仲景用药规律，大凡治悸，必用桂枝。炙甘草汤七分阴药，三分阳药，组方时已经考虑到阴虚一面，没了桂枝，何以复脉？即使一大堆养阴药亦于事无补。更有问题的是，一大堆养阴药尚嫌不够，还要加上白芍。谁知仲景大凡"脉促胸满"是要去芍药的，炙甘草汤就是在桂枝去芍药汤的基础上配合养阴药的。即使明如柯韵伯也难免犯错。他在《伤寒来苏集》复脉汤证条下竟断然说："旧本用麻仁者误。"擅把麻仁改成枣仁半升，"以安神，结代可和而悸动可止矣"。谁知仲景从来没有用枣仁治心悸的。原方用麻仁正是体现了仲景是一位临床家，他深知心脏病患者最忌大便不通，用麻仁无非通便，毋庸强解。《经方实验录》说的好："若疑生地为厚腻，桂枝为大热，因而不敢重用，斯不足与谈经方矣！"

　　再如，治"妇人脏躁，喜悲伤欲哭，象如神灵所作，数欠伸"之甘麦大枣汤，如此病证，西医学会考虑是抑郁症、焦虑症等，时医往往一见是抑郁、焦虑便自然而然地代入中医的病机"肝气郁结""心不藏神"等，而甘草、小麦、大枣三药极不显眼，如何能疏肝解郁？如何能养心安神？于是用此方必加入一大堆诸如柴胡、郁金、远志、菖蒲、合欢皮、枣仁、茯神之类的药，尚嫌不逮。又或见抑郁、焦虑患者，不问症状，便以此方治之。可以说，这才是"套方"。而经方治病，乃"有是证，用是方"，不是"喜悲伤欲哭"用此方者，其效不显也。《伤寒论》中桂枝汤、小柴胡汤等37方都是甘草、大枣同用的，难道桂枝汤加上小麦就可以作为甘麦大枣汤的合方吗？经方加减组合自有其义，不要自出心裁，私心自用。宋代经方家许叔微学士用了此方之后，深有感触地说："古人识病制方，种种妙绝如此，试而后知。"

冯世纶、陶有强　经方是原创思维理论体系

何为经方？经方的定义，经方的概念，早在《汉书·艺文志》中已有明确记载："经方者，本草石之寒温，量疾病之浅深，假药味之滋，因气感之宜，辨五苦六辛，致水火之齐，以通闭解结，反之于平。及失其宜者，以热益热，以寒增寒，精气内伤，不见于外，是所独失也。"讲的很明白，经方是指一个医药学理论体系。这里需要解读一下"本草石之寒温，量疾病之浅深"，标明了经方医学的特点，即经方用八纲认识疾病和药物，辨证注重症状反应，有是证、用是药，积累了疾病的证和用相对应药物治疗的临床经验。

中医界有一个怪现象，千余年来尊张仲景为医圣，称《伤寒论》为圣典，一代一代人前仆后继地问道《伤寒论》，却未能读懂《伤寒论》，不明

什么叫经方。原因何在？李心机教授回答了这一问题："尽管业内人士都在说着《伤寒论》，但是未必都认真地读过和读懂《伤寒论》，这是因为《伤寒论》研究史上的误读传统！"即对中医史未能守正。误读传统是多方面的，其中"以经释论"是重要原因之一。

这里必须先要了解一下中医史。中医在上古神农时代医巫分家后，形成了经方和医经两家；发展至秦汉，两家都形成了三阴三阳理论。非常明确的是，经方的三阴三阳，简称为六证，是八纲理念，三阴是表阴证、里阴证、半表半里阴证，三阳是表阳证、里阳证、半表半里阳证。医经的三阴三阳，简称为六经，是经络脏腑理论，三阴是太阴经、少阴经、厥阴经，三阳是太阳经、少阳经、阳明经。可见，经方的三阴三阳与医经的三阴三阳原是不同的理念。但魏晋南北朝时期，王叔和、成无己等用医经的三阴三阳注释经方的三阴三阳，即用医经的六经注释经方的六证，当然驴唇不对马嘴，这就是章太炎所批评的"昔人拘于脏腑，不合则指言经络，又不合则罔以无形之气，卒未有使人厌服者"。

"以经释论"是经方医学传承和发展所面临的客观历史，是跨越千年的历史传统，这一"张冠李戴"式阐述方式虽然其本身也是一种学术探讨，但更主要的是其割裂和湮没了经方医学自身内在学术灵魂的完整性与一贯性，混淆了经方和医经的理论体系，对经方医学的传承发展造成了深重的不良影响，形成了《伤寒论》的误读传统。

对《伤寒论》的六经实质，历代医家进行了不懈的考证，最终认识到《伤寒论》原本无六经，而是六证，六经是由讹传而来。对此，李心机教授进行了长期专门研究，他在 2020 年出版的《伤寒论疏证》一书中指出："今本《伤寒论》中，只有'三阴三阳'六病（证）。自从宋代庞安时和金代成无己用'传经'来解释《伤寒论》的'三阴三阳'之后，'传经'说在《伤寒论》研究史上得到广泛的蔓延，从而又把'三阴三阳'之六病讹化为'六经';尔后,又把《伤寒论》中的'三阴三阳'之'六病辨证',讹化为'六经辨证'。如此一来,'六经辨证'则成为约定俗成的术语。"

通过多方考证中医史说明:不是张仲景根据《内经》撰写了《伤寒论》,而是成无己、王叔和等用《内经》注释了仲景书!《伤寒论》的六经不是来自《内经》,而是王叔和、成无己把仲景书的六证注释为六经,并把仲景书改名为《伤寒论》。

由以上所述可知,中医自古即有两大医药学理论体系,经方是以《伤寒论》为代表的原创思维理论体系,是不同于以《内经》为代表的医经理论体系。

陈雁黎 亦谈仲景书本与《内经》无关

仲景用16年或17年时间于逝世(219)前在长沙太守任上完成《伤寒论》巨著。仲景未逝,叔和已生。仲景逝后,其著作没有丢失,也没有失传,而是散乱。仅2~3年后,叔和即收集到仲景遗论,又用15年或16年时间于逝前完成《伤寒杂病论》合十六卷。魏文帝时期,社会治安好转,叔和为魏太医令,荷大任于己身,整理《伤寒杂病论》于公元220~235年。因此,叔和撰次之《伤寒杂病论》,与仲景原著最为接近。

1962~1963年,胡希恕先生作"学术报告"和带学生实习时经常讲,"古代医家通过长久的年代和为广大劳动人民防病治病,历经千百万次的反复实践,用人的生命换来的《汤液经》《伤寒杂病论》,能传下来又能再传下去,临床用之有效,上千年不衰,不可替代的方剂,叫经方。处方用药是根据理法而来,好的理论必有好的方剂,经典方证必将永流传,其目的是治好病。有成功的方剂,必有成功的理论,看到处方就可以衡量医者的理论水平"。

《伤寒杂病论》有19种服药方法，而《素问》的服药法来自养生和炼丹术。胡希恕老讲："《伤寒论》是广大劳动人民与疾病斗争实践中总结而来的，是拿无数人的生命换来的，而不是什么生而就知之的圣人、贤人创造出来的。"就书名而言，《伤寒论》与《黄帝内经素问》的差别很大，前者是研究和论说人体被寒邪伤害后，所致各种疾病的发生发展规律，以及一整套辨证治疗大法，理、法、方、药齐备，临床行之有效；后者世称"黄帝岐伯问答之书""岐黄"之书，讨论医学的质朴（素也）理论，基本是"论医不识方药"，注重养生和预防。

1963年胡希恕老师带我们临床实习时讲："仲景书本与《内经》无关，六经来自八纲，只以序言中有'撰用《素问》《九卷》……'的为文，遂使注家大多走向附会《内经》的迷途，影响后来甚大。其实细按其序文，绝非出自一人手笔，历来识者亦多疑是晋人所伪，近世杨绍伊辨之尤精。""中医的辨证施治，是广大劳动群众在与疾病斗争实践中总结出来的，而不是什么生而知之的圣人创造出来的，关于这一点，是无人加以否认吧？"

冯世纶教授考证，从《辅行诀》可以看到，仲景是从《汤液经法》的60首方剂中选出36首方证，收入《伤寒论》，约占三分之二，证明"汉张仲景论广汤液为十数卷"确为事实。千古之谜，终大白于天下。胡希恕先生的论断无比正确："仲景书本与《内经》无关。"

刘方柏 *论冷僻经方的临床唤醒*

所谓冷僻经方，即虽载于《伤寒论》和《金匮要略》两书，但却因种种原因，历代医家少使用，多数文献也少记载，或者虽有记载而却因没有丰富的临床材料支撑，只作随文衍义论述的一类方子。这些方扣除《金匮要略》杂疗、禽兽鱼虫禁忌、果实菜谷禁忌三篇所载的基本不用的 44 首外，分布于两书的多数篇章，共 40 余首，占总共 292 首方子的 14% 左右。

经方诞生近 2000 年中，研究者高手如林，名家迭出，从无间断，而一些方为何总是无人问津呢？是这些方无效吗？若如此，治学严谨至极的仲景为何要将之选存呢？是方义难明吗？细读每条方论与其他常用方论述并无差异。那么，究竟是什么原因导致了一些方成为"冷僻"方呢？通过研究，我认为因于以下几点：

①附方被看成了"附带"。《金匮要略》在疟病篇有牡蛎汤等三个附方，中风历节病篇有古今录验续命汤、千金三黄汤等附方，血痹虚劳篇有獭肝散，肺痿肺痈篇有桂枝去芍药加皂荚汤等 5 个方，腹满寒疝篇里有外台乌头汤、外台走马汤、柴胡桂枝汤，痰饮病篇有外台茯苓饮等五个方，黄疸病篇有麻黄醇酒汤，呕吐哕下利病篇有黄芩汤，妇人产后病篇有三物黄芩汤、内补当归建中汤等。这些附方没有连在条文里，因此背诵条文时不背，老师讲条文时基本不讲，选方时很难选到它。潜意识中，就把它当成仲景附带提到的。

②受时代习惯影响而废用。2000 年来，人们生活习惯发生了极大变化，一些含有某种特殊药味或需特别制作的某药和方，大家都不用了。如三物白散，由桔梗、贝母、巴豆组成，因巴豆毒副作用难掌握，致本方无人使用。又如瓜蒂散，因为制作复杂而被废用。还有一些方则是因为医者怕病人不愿接受而弃用。如人尿猪胆汁汤，方中人尿、猪胆汁都怕病人嫌污浊而弃用。

③因少见历代施用医案而遭怀疑。经方中绝大多数都有数不清的验案

记载，而一些极少有记载使用的方，人们本来是因无"范本"可效仿而少使用，却又因少有人使用而被怀疑非仲景方。这种怀疑在尊经崇古的学术氛围里，复又增加了人们对它的排斥感，致使一些方被作为"另类"搁置。如麻黄升麻汤，首先它药味就达 14 味，这在《伤寒论》中是绝无仅有的。另外历代基本难找到该方的使用验案，以致遭到了从少用而疑为非仲景方的结局。

④所治病证临床发病率极低而被废置。有的方独出某条，且仅提及用治该病，而该病临床极难见到。如果不加深究进行创用，它们只能等到极难见到的该病时才能被想到。如专治寒疟的蜀漆散。

⑤因轻视局部用药而被忽视。现在医者的思维多局限于内服方药的探求，而忽视了内服以外治疗方法的配合，脱离了古代内外合治、针药同用的治疗模式。如仲景治热入血室针药并用，治狐惑用苦参洗剂，治便秘用蜜导煎大猪胆汁方等。致使经方的外用方大都成了冷僻方。

⑥不识特殊病机而极少有人使用。某些方只适用于该病的某种特殊病机，与该病通常用方的义理不合。而既谓"特殊"，临床必少见到，自然也极少用到。如治病如狂状妄行，独语不休，仲景不选用常用的治癫狂方，而是用防己地黄汤。该方不录于历代治精神病方中，更不录于治不寐方中，而所出是《金匮要略》中风历节病篇。临床治中风历节病时也用不上这个方，因此成了冷僻方。但若准确把握了其血虚生热，外邪乘袭，热扰心神的病机，则以上诸病都有用到的机会。

造成一些经方冷僻的原因还很多。如药味难寻的獭肝，怪味难咽的阿魏，制作不易的王不留行散，等等。显然，导致一些经方成为冷僻的原因不是这些方功效逊于其他方，而主要是医者认识上发生了误差。因而，研究这个问题不仅能正医误，同时也是对仲景学说另一隅角的探索。

先师江尔逊于 20 世纪 30 年代随师祖陈鼎三侍诊时，见其每遇四肢突然瘫软，不能自收持，但神志清楚，余无所苦者，均直投以《金匮要略》中风历节病篇之附方古今录验续命汤，每获奇效。中华人民共和国成立后，江师参加大型综合医院工作，对格林巴利综合征、急性脊髓炎、氯化钡中毒等患者应用此方，亦收到了良好的效果。我接过此方后，注意到本方能够得到发掘的原因，是师祖以其独到的眼光，发现仲景著作之附方绝非"附带"。而该方被发掘的依据，则仍然是谨守条文，从而想到若将条文精神移于临床，大胆比照，也许还可发挥。原文云："古今录验续命汤，治中风痱，身体不能自收，口不能言，冒昧不知痛处，或拘急不得转侧。"根据上述想法，我循条文精神，将本方扩大至又一些新病种的治疗。

如：杨某，男，43 岁。1985 年 1 月 14 日由两名家人搀扶来诊。2 个月前突然四肢不能动弹，言语不清，辗转投数医治疗无效，遂专程往某医院神经科，被诊为心因性反应症收入院。经数改诊断和几次调整中西医治疗方案，医治住院 36 天，终无效出院。

来诊时神情呆滞，腰项强直，不能转侧，步态蹒跚颤抖，指掌无力，口中不断淌滴清涎。问之完全不能回答所苦。舌质红，舌体水津上布，黄厚苔，脉数而稍弦滑。诊为风痱，处以古今录验续命汤加味。

麻黄 12g，桂枝 10g，当归 10g，人参 30g，炙甘草 10g，石膏 30g，杏仁 12g，川芎 10g，干姜 10g，胆南星 10g。

上方服完两剂，即自行来诊，缓慢述说起病况。1 月 26 日第 5 次来诊时，精神健旺，行动自如，对答如流，诸症消失，嘱停止治疗。

另如：某小女孩，上山采猪草，露水浸湿衣裤后，回家突感肢麻，渐至麻木而不能抬动，父母急问怎么回事，已口不能言而仅漠然摇头，急背来我处就诊。据证处以古今录验续命汤。此患以麻木为突出主症，联系

《兰台轨范》徐大椿在该方条后特意附注的"虚而感风则成痱，此治痱症之主方"的认识，加黄芪 50g 以助其气。两剂症大减，三诊而愈。后将此方推广应用至多种疾病，凡行动无力、不能转身、语音含糊、不知所苦、视听茫然者，用之皆获得肯定的疗效。

尤为可喜的是，我在用此方的过程中，发现它除对风痱有神奇的快速治疗作用外，对风痱患者难以解释的伴见症在对其采用辨证论治等法治疗无效时，撇开常理，直投古今录验续命汤，竟能收到意想不到的效果。

彭坚 培养中医临床人才的一条捷径

除了熟练背诵《伤寒论》原文之外，与我朝夕相伴的是一部陆渊雷的《伤寒论今释》（人民卫生出版社 1956 年出版）。如果说，近百年来，《黄帝内经》中的理论和观点总是遭到质疑和批判的话，那么《伤寒论》在近代则处境好得多。因为《伤寒论》是一本临床著作，经方在医生手中天天创造疗效，看得见，摸得着，任何人都不敢信口开河、随意否认。在《伤寒论今释》中，陆渊雷先生运用当时的西医原理，对《伤寒论》大部分原文进行了深入的解释，非常透彻，令人信服。我第一次感到中医治病的道理，并非用现代科学语言讲不出一个"为什么"，中医与西医在临床方面其实有许多共同语言，并非格格不入。在陆渊雷的著作中，除了他本人的精彩论述之外，还引用了大量近代日本汉方医家的观点，多达 600 多处，近 40 余家。我进一步了解到，在日本、在中国，近代有一大批主张中医"科学化"的学者，他们具有渊博的东、西方文化知识，有的出身于西医，有的是中医临床家，他们在阐述《伤寒论》《金匮要略》的科学道理，以及推广、发展仲景学说的临床运用方面，成就斐然。至今为止，我仍然认为陆渊雷的《伤寒论今释》《金匮要略今释》是学习《伤寒论》《金匮要略》最好的入门著作。

有"证"就可以用"方"！从这里，我领悟到了西医与中医治病的根本区别：西医之所以要学习人体解剖，熟悉人体的生理结构，一旦患病，则必须了解病理变化，找出致病因子，才能给以有效的治疗。从这个意义上来说，西医是"辨病"为主，以病为核心。中医看病，不必了解身体出现了哪些病理改变，不必查清楚致病因子，医生甚至不必具备解剖、生理学的知识。之所以不需要这些，是因为人一旦有病，身体自然会有反应，多数有证候表现，根据这些证候表现就可以选择相应治疗的方剂。这个过程，中医叫做"辨证施治"。中医是"辨证"为主，以证为核心。这是两种完全不同的认识疾病的方法论。毋庸置疑，西医的方法论是科学的，因为解剖学、生理学、病理学等，全部都是建立在"还原论"的基础之上，追求清晰，细致入微。同样，中医的方法论也是科学的，因为辨证施治的本质，是一种信息处理的方法。"辨证"是用望闻问切收集人体的信息；"施治"是开方遣药，向人体输入信息。"辨证"的目的，是要分清楚疾病的表里、寒热、虚实；"施治"则要根据辨证的结果，选择恰当的药物组成相吻合的方剂。因此，中医临床医生的功夫，主要体现在"识证"与"用方"这两个要素上。不懂得运用望、闻、问、切四诊来全面了解证候、分析病情，只让患者做检查，根据检验报告来开药的医生，绝不是真正的中医，那是西医或西医化了的中医；没有掌握大量有效的经方、时方、验方，不善于学习、吸取古今名医的成就，只根据自己有限的经验，将药物随意凑方的医生，也绝不是好的中医，那是庸医，难以治好病，难以避免医疗事故。

必须指出的是，我们今天大力提倡掌握《伤寒论》的六经辨证思维和方证对应的学习方法，虽然极其重要，但并非要否定《黄帝内经》的脏腑辨证，否定后世创制的数量庞大的时方、验方。当今有许多"经方派"医家，在努力提倡经方思维和在继承、拓展经方的运用方面做出了很大的贡献，令人钦佩。但有的人自诩只用经方治病，不屑使用后世方，这种观点似乎流于片面、狭隘，会对初学者起到误导作用。《伤寒杂病论》的"六经辨证"达到了古代思维方法的巅峰，经方创造的临床疗效，达到了很高的水平，这些都是毋庸置疑的。但张仲景必然有历史的局限性，他的成就不可能终结中医临床的发展。不能笼统地说"时方"一定比"经方"差，而且也不应该在临床中只用经方而不用时方治病，这无异于作茧自缚。

史欣德 经方临证心法——以味选方

药有五味之分，方也具有五味。

有以甜味为主的方，如炙甘草汤、小建中汤、薯蓣丸等，因方中含有大量甜味的甘草、饴糖、大枣；也有以苦味为主的方，如猪胆汁方、葛根芩连汤、大黄黄连泻心汤等，因由猪胆汁、黄连、黄芩、黄柏等苦味药组成；有以酸味为主的方，如乌梅丸、酸枣仁汤、诃黎勒散等，因含大量酸味的乌梅、酸枣仁、诃子等；有以辛味为主的方，如麻黄附子细辛汤、干姜苓术汤等，因其含辛辣味的麻黄、干姜、细辛；有以咸味为主方，如牡蛎泽泻散、猪肤汤、猪苓汤、抵当汤、鳖甲煎丸等，因其含咸味的海藻、牡蛎、猪肤、阿胶、水蛭、虻虫、鳖甲等。

也有数味复合的方，如小青龙汤、小柴胡汤去参枣姜加五味子干姜方、四逆散加干姜五味子方等，为酸辛味的方，因其含酸味的五味子，辛辣味的干姜；半夏泻心汤、生姜泻心汤等，为苦辛甘味方，因其含苦味的黄连，辛味的干姜，甜味的人参、甘草、大枣；乌梅丸则是酸苦辛甘味方，因其含酸味的乌梅，甜味的蜂蜜，苦味的黄连与黄柏，辛味的桂枝、干姜、细辛、花椒等。

临床上，我们可以根据患者对味道的偏好来选方，如：喜甜者，可以选含有甘草、饴糖、党参、黄芪、大枣、地黄、桂圆、蜜、小麦等药的方；喜酸者，可以选含有乌梅、五味子、山楂、酸枣仁、山萸肉、诃子、石榴皮、木瓜等药的方；喜苦者，可以选含有黄连、黄芩、黄柏、龙胆草、苦参、银花、蒲公英等药的方；喜辛者，可以选含有细辛、干姜、花椒、桂枝、麻黄、薄荷、冰片、藿香、羌活等药的方；喜咸者，可以选含有盐、龟甲、鳖甲、牡蛎、阿胶、穿山甲、海藻、水蛭等药的方。

同时，也可根据患者对五味的好恶，通过调整方中某药的药量，来改变方的味，使药味与病证更相合。例如，用小柴胡汤加减方治疗咳嗽，会根据患者对酸、辣的喜好度，来调整干姜与五味子的量。用半夏泻心汤治疗胃溃疡等，会根据患者对苦味的接受度来调节黄连用量。对失眠证喜欢酸味者，会加酸枣仁的剂量。如此调量，可以更好地适应患者的病情，达到"量变味变、味变效变"的效果。

李发枝 《金匮》方治疗咳喘临床应用举隅

小柴胡汤在《金匮要略》中凡三见（"呕吐哕下利病""妇人产后病""妇人杂病"），但均未论及治咳，而《伤寒论》小柴胡汤的主症有"伤寒五六日中风，往来寒热，胸胁苦满，嘿嘿不欲饮食，心烦喜呕，或胸中烦而不呕，或渴，或腹中痛，或胁下痞硬，或心下悸，小便不利，或不渴，身有微热，或咳者，小柴胡汤主之"。方后云："若咳者，去人参、大枣、生姜，加五味子半升，干姜二两。"可知小柴胡汤本可治咳，但从其加减药物分析，小柴胡汤所治之咳，当为少阳邪热上逆兼有支饮证，即少阳太阴合病。

大柴胡汤原为治疗胆胃积热（少阳、阳明合病）所致腹满痛的方剂，但若兼有支饮者（即少阳阳明太阴合病），则可出现咳喘。其证可见按之心下满痛，咳嗽或喘，夜甚，平卧重侧身轻，咯吐白或黄痰，大便干，舌红苔黄。B超示：胆囊壁厚毛糙或有息肉或有结石；若做电子胃镜会显示：胆汁反流性胃炎、食管炎。

大柴胡汤合桂枝茯苓丸治疗支气管哮喘是胡希恕先生的独创经验。冯世纶教授主编的《百年百名中医临床家丛书·胡希恕》一书，在"专病论治"中有"治疗哮喘独特经验"专篇。胡老认为，"从六经辨证来看，哮喘常表现为太阳病或少阳病，尤以太阳少阳并病、少阳阳明并病和三阳并病为最多见""哮喘发作时有胸满、胁痛、汗出、咽干、便干等，多属少阳阳明并病；又哮喘多发于夜晚，发作时或不发作时皆无咳痰，可排除痰饮为患，这样引起此类哮喘的主要原因当属瘀血阻滞。因此，此类哮喘多呈现少阳阳明合病兼瘀血，为大柴胡汤合桂枝茯苓丸方证"。该方证临床如何应用以及该方证与麻黄剂方证的鉴别，胡老在该书中业已详细论及。然而据余的临床体察，除胡老所论之外，还需结合肝胆B超检查，凡胆囊壁厚、毛糙，或胆囊有息肉或结石的支气管哮喘、变应性鼻炎均可用大柴胡汤合桂枝茯苓丸治之，疗效较好，若不伴胆囊疾患者疗效较差。

甘草泻心汤原为治疗狐惑病的方剂，其病机为脾胃湿热内蕴，但若感受风寒，则会出现咳嗽，其治法应与一般外感风寒咳嗽不同。其病机则为脾胃湿热内蕴兼受风寒。其辨证要点是：既往或现在有口腔溃疡（若为儿童，其父或母之一方曾有该病史），咽喉痛，咳嗽，或流清涕，或发热；

用清热解毒类或养阴清肺类中药或抗生素等无效或加重；舌质或红或淡或正常，但舌苔白。

桂苓五味甘草去桂加姜辛夏汤，笔者临床往往不去桂，而成桂苓五味姜辛夏汤。该方多用于老慢支、肺气肿、肺心病或冠心病、风心病所致之心衰。其辨证要点：素有咳喘之疾，遇冷发作或加重；动则喘甚；吐白痰或有痰鸣；小便不利或下肢浮肿；舌淡苔白滑。若有心衰，可合木防己汤加减。

黄煌　梦见跟张仲景抄方

我读《伤寒杂病论》，喜欢做梦。时光穿越，来到东汉末年，跟着张仲景抄方。

东汉，是中国历史上战争最为频繁的时代，张仲景活动的地域中原，又是军阀混战的战场和割据之地。众所周知，战争年代，一切社会资源，应该首先保证军事的需要。我梦见张仲景也被军人征用，组织当时的野战医院——庵庐。于是，一部《伤寒杂病论》，就在我的梦中展开篇幅，一个个方证，演变为一个个活生生的患者。

那是一群从战场上下来的军人。这次的战斗是惨烈的，拼命奔跑冲杀，让他们体力消耗极大，衣服湿了又干，干了又湿；刀光剑影，血肉横飞，让他们极度惊恐，心悸不已；收兵后，他们风餐露宿，饥寒交迫，一路步行数十里……来到营地的这些兵士，一脸憔悴，极度疲惫，饥渴难耐……这时，张仲景让医士们准备好了热气腾腾、喷香扑鼻的桂枝汤。一碗汤液入口后，张仲景才让士兵们喝热粥，并嘱盖被躺下。酣睡中，遍身微微汗出……第二天，疲劳感顿失，士兵们精神抖擞，重上战场了。

　　傍晚时分，鸣金收兵了，张仲景的营帐前抬来许多重伤员。他们大多被滚石、檑木砸伤，也有的从奔马上跌落，导致骨折、脑震荡的很多，或昏迷不醒，或哀号惨叫，二便不通……如果是现在，需要马上手术，而张仲景居然也让服汤药，有的用桃核承气汤，有的用大承气汤，有的是下瘀血汤等，往往大便一通，小便也畅，病情就趋好转。

　　那炙甘草汤，原文治疗"脉结代，心动悸"，原来我老是读不懂，后来梦见张仲景居然是用此方来止血！那是一个英雄少年，厮杀中受重伤，血流不止，送到营地时，面如白纸，气息奄奄，脉跳跳停停。张仲景赶忙让煎煮复脉汤，就是那首炙甘草汤，生地是鲜生地，用一斤！还有正宗的阿胶。煎煮出来的汤液稠厚、香甜，伤员服完炙甘草汤不久，出血居然止了，脉搏也恢复正常。

　　那时的张仲景，不仅仅要处理战伤的兵士，还有处理当时的病员。战役以后，往往瘟疫流行，这是导致军营大量减员的重要原因，据说当年曹操大军兵败赤壁，起因是许多军人染上了血吸虫病。流行性感冒，大多在秋冬季流行，常常病倒一片。张仲景当时治疗此病很多，他的经验也丰富，不过，这病用方也不一。壮士们，常常用麻黄类方，如大青龙汤、麻黄附子细辛汤、大柴胡汤等；瘦弱的人，则有用小柴胡汤、桂枝汤等。小柴胡汤使用的机会很多，凡是发热的，柴胡必用半斤，折合现在的剂量，可以达到120g！感冒常常合并肺炎，那时有用麻杏甘石汤，大多是气喘汗出的；也有用小陷胸汤，大多是痰黄黏稠胸痛的；如果无汗而喘的，则用麻黄汤。

　　夏天，是细菌性痢疾高发的季节，多是军人们饮用了不洁水和食物导致，腹痛腹泻，便血如鸡鸭肝，有的人一夜几十次，烦躁欲死，黄连阿胶汤、黄芩汤是张仲景常用方。各种感染性疾病和传染病大多发热，张仲景当时称之为寒热。张仲景处理发热性疾病最拿手，他没有统一的方，大多是根据方证，有的用桂枝类方，有的用柴胡类方，有的用麻黄类方，也有的用大黄类方或石膏类方，甚至有的用附子类方，比如真武汤也常常用于退热。

由于饮食粗糙、饥饱失常，军人中间与饮食相关的疾病非常多，如肠梗阻经常出现腹痛腹胀、按之如石、下泄臭水，必用大承气汤或大陷胸汤。急性胰腺炎常常发作在庆功宴后。那天深夜，张仲景刚刚睡下，忽然快马到，说将军病重，张仲景赶过去一看，见那位胖将军一脸苦楚，翻来覆去，呻吟不止，张仲景一按上腹部，就告诉学生：按之心下满痛，此为实也，当下之，宜大柴胡汤。服后得畅便多次，果然痛失。酒，是军人的宝贝，战前动员、战后庆功都离不开酒。特别是庆功宴上，许多人常常喝得酩酊大醉。醉酒，也常常需要张仲景参与治疗。但是，同样的醉酒，各人的表现形式也不一样，有的呕吐不止，有的项背强、烂醉如泥，有的腹泻连连，有的口干狂饮，有的出现心下痞……于是，葛根汤、葛根汤加半夏、葛根芩连汤以及黄连汤等，都是张仲景常用的解酒方。

做梦是轻松的，梦境是模糊的，醒来发现，以上很多场景其实是虚幻的，无法加以考证。从学术的角度看，要复原张仲景当年用经方看病以及撰写《伤寒杂病论》的场景，是极其困难的，甚至几乎是不可能的。但是，这种跟着张仲景抄方的梦，也不妨可以做一些，在我看来，这是解读经方方证的又一种方法，还不能不做。